Richard Ossoma-Lesmois

Passez le test ! L'électrophorèse m'a sauvée

Richard Ossoma-Lesmois

Passez le test ! L'électrophorèse m'a sauvée

Réussir sa vie malgré la drépanocytose

Éditions Muse

Cover image: Fourni par l'auteur

Publisher:
Éditions Muse
is a trademark of
Dodo Books Indian Ocean Ltd., member of the OmniScriptum S.R.L Publishing group
str. A.Russo 15, of. 61, Chisinau-2068, Republic of Moldova Europe
Printed at: see last page
ISBN: 978-620-2-29989-3

Passez le test !
L'électrophorèse m'a sauvée

Réussir sa vie malgré la drépanocytose

DU MÊME AUTEUR :

Perle de foyer ;

Maison de la femme Kintélé ;

Amours sous confinement Covid-19 ;

Repères, Personnalité, Proximité ;

À petit feu ;

Haro vicieuses torpilles ;

Stigmatisée, Drépa saute la vie : Réussir sa vie malgré la drépanocytose :

Passion et idéal panafricains pour la recherche, l'éducation et la culture de paix en République démocratique du Congo, Professeur Émérite Anicet Mungala 1944-2014 ;

Ma future ex-femme ;

Bannir la polygamie au Congo, combat de lé députée maire Stella Mensah Sassou Nguesso ;

Papa à quel prix ?

Envoûté par sa djellaba ;

Franchir le pas ;

Fresque congolaise ;

Retourné ;

Antoine Ndinga Oba,
Homme de terroir, éducateur, diplomate, africanité au Congo-Brazzaville 1941-2005.

Le 19 juin, Journée mondiale de lutte contre la drépanocytose.
Combat d'une vie contre les discriminations à cause de la maladie ou le handicap.

Remerciements

Action commune. L'agence le rocher communication Paris a mis en place une application contre la drépanocytose appelée *Drep'alerte*. L'application permet aux personnes drépanocytaires, à d'autres personnes accompagnatrices d'appeler les secours en cas de crises brusques ou des douleurs aiguës provoquées par la drépanocytose.

L'application maintient une sorte de surveillance à distance à travers un système de géolocalisation activée. Une cellule d'intervention est prêt à agir dès les premières alertes. En cela, l'application *Drep'alerte* entretient un accompagnement des personnes drépanocytaires. Ces dernières ne se sentent pas isolées, encore moins, abandonnées.

Avant-propos

Proclamée le 19 juin 2009 par l'Organisation mondiale de la santé, puis reprise par la plupart des États de la sous-région d'Afrique subsaharienne, d'organismes panafricains et internationaux, d'organisations non gouvernementales au front sur la maladie héréditaire de l'hémoglobine la plus répandue au monde, la journée mondiale de lutte contre la drépanocytose est célébrée chaque année à cette date.

Plus de 50 millions de personnes dans le monde souffrent de la drépanocytose. Longtemps présentée comme une maladie régionale, stigmatisante affectant particulièrement les populations noires de l'Afrique et de l'Outre-mer, de l'Inde et de l'Amérique du sud, de l'Orient et du sud Maghreb, la drépanocytose est méconnue du grand public. Le manque d'information au sujet des complications de la maladie condamne les pays africains à la fatalité. En Afrique subsaharienne, 40% de la population touchée par la drépanocytose. Au Cameroun par exemple, la drépanocytose y est mal vécue. Les populations des régions est assimilent la maladie à une malédiction des sorciers contre une descendance peu scrupuleuse des coutumes ancestrales. Chaque année, quatre mille personnes meurent par les complications de la maladie dont deux mille enfants. En République démocratique du Congo, les personnes drépanocytaires éprouvent une honte pour parler de leur maladie. Parce que ces personnes souffrent d'une maladie du sang due à cette mutation génétique de l'hémoglobine à l'origine de la malformation des globules rouges du sang. Le pays déplore dix mille décès chaque année par la fait de la drépanocytose. Enfin, au Congo-Brazzaville, 28% des personnes sont touchées par la maladie. Principalement, les enfants de moins de 12 ans et les jeunes de moins de 35 ans. Selon une étude menée par le Centre de Référence pour la drépanocytose au Centre hospitalier universitaire de Brazzaville, entre avril et novembre 2020, la fréquence du trait drépanocytaire demeure stable selon les régions du pays. Mais les formes sévères de la drépanocytose sont élevées. L'anémie par exemple très féguente dans la région du Pool au nord Congo, les deux régions de la Cuvette-Ouest et Cuvette, les régions de la Sangha et la Likouala dans la partie septentrionale du Congo.

Jusqu'à maintenant, il n'existe pas de traitement efficace pour soigner la drépanocytose. À part la thérapie génétique ou la greffe de moëlle osseuse. La thérapie généque comporte un inconvénient majeur à terme : perturber le système immunitaire. Tandis que la greffe de moëlle osseuse, très utilisée en Europe, aux États-Unis, au Canada, est coûteuse dans la plupart des pays en développement. Encore plus, en Afrique subsaharienne. On en conclut que le miracle de la guérison restait à venir. Et la drépanocytose, toujours incurable. Aussi bien par la médecine allopathique que par les médecines douces existantes.

Toutes ces approches pour remédier aux crises drépanocytaires à partir de la thérapie médicamenteuse ou l'allopathie, apportent quelques améliorations à la santé des personnes drépanocytaires. Cependant, ces améliorations conservent une portée assez limitée. Parce que, superficielle et temporaire.

Néanmoins, les expériences scientifiques et les essais cliniques réalisés ces quarante dernières années depuis 1998 aboutissent à certains remèdes dits alternatifs. Des produits efficaces fabriqués à partir de la technologie Bio-Litho, les dérivés de la Spiruline parviennent à arrêter la fréquence des crises drépanocytaires. Une ouverture importante pour les médecins enclins à soulager les souffrances des familles, accompagner les patients à augmenter leur espérance de vie tente de comprendre l'autre côté de l'iceberg. Les nouveaux procédés évitent d'enfermer les patients drapanocytaires dans le cycle de la médecine officielle d'allopathie.

La journée mondiale de lutte contre la drépanocytose, c'est la victoire des plaidoyers déroulés par les organisations non gouvernementales, les associations de terrain, les personnalités publiques notoirement reconnues, les écrivains engagés pour les causes de santé publique. De même que les drépanocytaires eux-mêmes, dont certains ont acceptés de passer des tests cliniques afin de permettre au monde médical, de comprendre les complications de la maladie. Grâce à leurs alertes incessantes, aux campagnes diverses de sensibilisation, aux aides matérielle et morale apportées aux personnes drépanocytaires affaiblies dans différents régions d'Afrique et du monde. Les groupes de travail planchent sur les remèdes alternatifs susceptibles de freiner la fréquence des crises hématologiques.

Maladie du sang, la drépanocytose se manifeste par une modification de la forme des globules rouges, appelées hématies en croissant ou en faucille plutôt que biconcave. Moins élastiques, les formes anormales de globules rouges bouchent les vaisseaux sanguins. Parfois, ces déformations de l'hémoglobine bloquent la circulation sanguine. Ces hématies vivent également moins longtemps, au point d'entraîner une anémie dite falciforme. Il en résulte une anémie chronique, des crises douloureuses vaso-occlusives et une sensibilité plus importante aux infections.

La journée mondiale de lutte contre la drépanocytose, c'est la victoire des familles des malades qui ont acceptées de témoigner des souffrances psychiques et réelles qui les affligent par la fébrilité des personnes de leur entourage affectées par la drépanocytose.

Actuellement, la drépanocytose s'affiche au premier rang des maladies génétiques les plus répandues dans le monde. La pathologie reste méconnue du grand public. La plupart des professionnels ignorent les complications de la maladie. L'une des caractérisiqte majeure de la drépanocytose, une infection du sang qui provoque une dégénérescence des globules rouges. Irrégulièrement déformés, les globules rouges bloquent les vaisseaux sanguins. Ils empêchent ainsi à l'oxygène de circuler dans l'organisme. Une anomalie de sang, lésant les tissus et les organes vitaux.

Sous un angle purement de la recherche, la drépanocytose se décrit en une sorte de mutation génétique à l'origine d'une anomalie de l'hémoglobine des globules rouges, essentielle à la fonction respiratoire. Ainsi déformés, les globules rouges prenent la forme de faucilles, au lieu d'être biconcaves.

Sensibiliser autour de la drépanocytose en Afrique soulève un double problème de dépistage systématique des enfants dès la naissance et la prise en charge des personnes drépanocytaires. Le bémol dans les pays en développement et, principalement, l'Arfique subsaharienne, les États pleurent le manque chronique des moyens matériels et financiers pour élaborer les programmes nationaux de lutte contre la drépanocytose. Malgré les recommandations signées par l'Organisation mondiale de la santé incitant les pays africains les plus touchés par la maladie, à considérer la drépanocytose comme une préoccupation majeure de santé publique.

Richard Ossoma-Lesmois,
Discours Journée mondiale de lutte contre la drépanocytose,
Paris, le 19 juin 2020.

1

Errance médicale, et pour quelle maladie ?

Grande était ma surprise ! À 46 ans, je découvrais que j'avais la drépanocytose. L'errance médicale marquait toute ma vie. J'étais épuisée. Impossible de détecter la maladie qui me rongeait. Pourtant, je mangeais, je buvais, je marchais. Je voyais ma sœur et ma grand-mère m'afficher leur soutien. Réconfortant. Une solidarité assumée, indispensable pour l'enfant mal-en-point que j'étais. Ma santé préoccupait tous les membres de la famille. Chacun, selon son ressenti. Ceux qui habitaient les villages éloignés prenaient régulièrement de mes nouvelles. La famille restée à Douala, s'enquérait régulièrement de ma santé. Un peu désolant pour une gamine innocente, souffrant d'un mal-être, en dépit de la grâce qui lui avait été faite : être en vie.

À peine âgée de six mois, je piquais ma première crise respiratoire. Aux urgences, l'infirmière cheffe de l'organisation des soins ne connaissait pas la maladie dont je souffrais. Selon la praticienne, mon état pathologique ne présentait pas de signes inquiétants.

— S'il s'agit d'une crise ordinaire, ça va passer.

— Il n'existe de maladie qui se traduit par une crise respiratoire chez les enfants.

— Ma fille souffre peut-être d'une maladie rare ! tentait ma mère désespérément d'attirer l'attention de l'infirmière sur mon cas.

— Parce qu'à cet âge, les enfants développent certaines maladies particulières.

La majorité d'enfants touchés par la forme sévère d'anémie mouraient avant l'âge de cinq ans. Généralement, le décès survenait suite à une infection du sang ou une perte de sang grave. Au Cameroun, 25% de la population présentait un trait drépanocytaire. La courbe grimpait dans les régions est du pays. Soit, 1,4 million de personnes. Ma mère craignait me voir expirer par la maladie, faute de prise en charge à temps.

— Dans le cas de votre fille, ça semble passager.

D'emblée, l'infirmière éludait cette hypothèse jugée peu probable. Je vivais malgré tout. Je lutais contre moi-même. Les choses se compliquaient lorsque j'avais l'abdomen gonflé. J'encourais une séquestration splénique. Signe probable de l'accumulation des globules rouge dans la rate. J'étais pâle.

À neuf ans, déjà une transfusion sanguine. L'oxygénation de mon cerveau et quelques organes s'avérait insuffisante. Savaient-ils le vampire qui me buvait tout mon sang dans l'organisme ? Dépassée, ma mère me confiait à ma grand-frère. Ma mère fuyait les moqueries des voisins.

— À quoi bon continuer à garder un enfant du malheur ? lui lançait-on.

Ne pouvant supporter longtemps cet affront, ma mère me rejetais. Ma grand-mère, m'adoptait.

En m'abandonnant ainsi, ma mère m'épargnait la maltraitance. Car ma mère mesurait les stigmatisations dont je faisais l'objet. Déjà que son couple brisé. Ma maladie n'arrangeait pas les choses pour ma mère. La famille qu'elle formait avec son compagnon se disloquait. J'avais 12 ans. À peine l'âge de la raison pour comprendre ce qu'il se passait. Bannie par ma mère, j'étais adoptée par ma grand-mère. Mah Leyenne m'élevait. Grand-mère m'adorait, me couvrait d'affection au point que je l'appelais : maman. Je ne remarquais pas l'absence de ma mère durant mon enfance. J'étais bien chez mamy. Je me demandais parfois ce que je serais devenue si grand-mère n'avait pas été là. Mah Leyenne ne me laissait pas mourir de faim. Parfois impuissante face aux crises vaso-occlusives qui me déchiraient. Je voyais ma grand-mère désemparée. Puisqu'elle ne pouvait rien faire face au réveil subite des douleurs provoquées par les dérèglements de mon système d'irrigation d'oxygène dans le sang. Au moins, Mah Leyenne n'abandonnait pas. Elle assumait cette infamie collée au visage.

Ma mère me bannissait parce que je piquais des crises d'anémie. Bien souvent, ma mère ne me voyait qu'à travers la maladie. Oubliant que j'étais plus forte que la maladie. Au fond de moi, je savais que je représentais aussi l'espoir de demain. Ma force traduisait l'intelligence de l'après demain. Je trouvais les mots pour stimuler tous mes potentiels. Résister à la maladie ; me croire vaincre mes douleurs drépanocytaires. Accepter d'aller au centre de soins le proche dès qu'apparaissaient les premiers signes. Les moyens de m'accrocher lorsque les crises me persécutaient. Parce qu'à la fin du cycle des crises, je me créais une vie sur mesure. Je portais une nouvelle existence à la hauteur de mes ambitions. Me projetant vers l'avant, j'envisageais mon avenir non pas par ce qu'il arrivait. Au contraire, je cernais le futur par rapport à ce que j'en ferais. Pour l'heure, je vivais de malaises et de mal-être. Malaises incompréhensibles. Constamment faible, je ne mangeais pas beaucoup. Ma mère avait honte de me porter. Ma mère se gênait quand elle se promenait avec moi au marché. Au cours des réunions de famille chez des personnes de filiation, ma mère se mettait à l'écart. Assise dans son coin isolé, ma mère me serrait contre elle dans ses bras. Pour ravaler sa honte d'avoir mis au monde un enfant drépanocytaire, ma mère n'évoquait pas mon nom en public. Une proscription familiale qu'elle entretenait dans sa bouche pour continuer d'exister au milieu des gens. Quelle maman aurait-elle honte de sa propre fille malgré les malformations de naissance dues à la maladie ? Encore que mon corps ne présentait pas des formes trisomiques ! Heureusement d'ailleurs !

Qu'avait-elle fait du sacrifice d'avoir porté ma grossesse puis enfanter moi, sa fille ? J'étais rejetée par ma propre mère, élevée par une autre femme : ma grand-mère.

Dans le village, tout monde m'appelait : enfant sorcier. Selon les voisins, les démons m'envoûtaient. Aux yeux d'autres gens, un vampire caché dans mon corps me buvait tout mon sang la nuit. Tourmentée par cette maladie horible, mes oncles paternels m'appelaient : enfant moribond.

Au réveil, le matin, je tirais ma respiration. J'étais constamment en insuffisance d'oxygène. Je n'arrivais plus à respirer. Mes vaisseaux sanguins mal irrigués, j'encourais l'anémie.

À d'autres périodes, mes pieds et mes poignets gonflaient étrangement. Mah Leyenne supportait l'enfant maléfique que j'étais. Pour tenter de déterminer la maladie dont je souffrais, grand-mère me prenait avec elle la journée, m'observait longuement de la tête aux pieds. J'avais un faible jaunissement des yeux. À l'aide de son doigt, Mah Leyenne écartait ma paupière pour évaluer le niveau de blancheur dans mes yeux. L'observation visait à déceler l'insuffisance des cellules sanguines à l'intérieur de mon organe de vue. Un procédé usuel dans la médecine moderne. En ce qu'il permettait de détecter les premiers symptômes d'anémie chez une personne à risques. Effectivement, mes yeux étaient anormalement couleur crème. On m'emmenait à Lanquintinie. L'hôpital de Douala pour des examens plus approfondis. Douze jours d'hospitalisation me délivraient de mes crises respiratoires. J'en sortais sous les coups des rendez-vous de contrôles médicaux. Cette fois, en ville.

Autre type d'observation : Mah Leyenne me pinçait le bout de mon index dans la partie intérieure opposée à l'ongle. Le sang remontait anormalement à l'intérieur de l'ongle. Le bout de mon index plié vers le haut transparaissait une coloration blanche. Signe palpable que je manquais de globules rouges. Les deux techniques, propres aux réflexes d'une médecine locale, permettaient à grand-mère de relever quelques indices. Mon anémie se précisait. Par la suite, grand-mère changeait mon alimentation. En général, ces précautions alimentaires contribuaient à renforcer la quantité de fer dans mon organisme.

L'anémie me fatiguait. Très fréquente qu'on la disait parfois physiologique chez un enfant de mon âge. Avec le temps, la pathologie devenait plus rare grâce à l'alimentation variée et administrée plus précocement dans quelques villes africaines. Mais on en voyait souvent dans les milieux défavorisés, émigrés. Beaucoup plus au Cameroun, en Afrique du Nord, au Proche Orient et dans nombre de pays en développement.

La baisse du taux d'hémoglobine dans le sang paraissait de toute évidence, anormale. L'organisme produisait des millions de nouveaux globules rouges chaque jour pour remplacer ceux qui se détruisaient anormalement. Par un mécanisme tout à fait naturel, la moelle osseuse fabriquait les globules rouges. Or, pour produire des globules rouges, l'organisme avait besoin de divers éléments apportés par l'alimentation : le fer, la vitamine B12 et la vitamine B9 ou folates. Certes, le seuil en dessous duquel on parlait d'anémie à propos de mon cas variait selon l'âge et le sexe. Tant, les causes d'anémie étaient multiples. Dans tous les cas, la carence en fer demeurait un indice suffisant. Chez moi, l'indice indiquant ma carence en fer se percevait à toutes mes analyses médicales effectuées en laboratoire.

Les mois après mes 16 ans, je développais différentes anémie au stade ordinaire. La pathologie se cachait bien dans mon corps. Je m'écroulais suite à une crise aplasique. Ma moelle osseuse arrêtait de me produire des globules rouges. Essoufflée, j'avais subitement des vertiges.

Des maux de tête me tourmentaient. Ma température augmentait brusquement. Mah Leyenne mesurait ma température. La fièvre montait à 40 degrés. Un moment, j'avais cru que la fin approchait. Tant mieux ! Un repos éternel était préférable aux douleurs chroniques. À partir de ces crises, je me résignais à mon anémie.

Difficilement décelable, ma maladie distrayait les docteurs. Du coup, ma réputation d'enfant sorcier se répandait au village. Ma tête lourde me tombait des épaules. J'avais des vertiges. Semblable à une femme qui portait une grossesse à terme, je voyais des mouches dans mes yeux. À cela s'ajoutaient des douleurs aux articulations. Des douleurs aiguës, apparentes à une fracture des os[1]. Mah Leyenne s'inquiétait pour ma santé. Son obstination aux examens plus approfondis pliait le médecin chef. On changeait d'hôpital. La recrudescence de mon anémie ne nous laissait pas le choix. Plus souvent, les médecins ordinaires se contentaient de soigner. Les traitements recommandés soulageaient les patients de leurs douleurs. Pour le coup, mes crises disparaissaient. Du moins, pour un temps. Les douleurs m'accablaient à nouveau. Cette fois, de façon plus aiguë. Je retournais à l'hôpital pour de nouveaux soins, de nouvelles ordonnances, de nouveaux traitements. Un cycle fréquent d'hospitalisation qui n'intriguait apparemment personne. Sauf, bien sûr, grand-mère. Mah Leyenne réalisait très tôt que quelque chose n'allait pas. Cependant, ces inquiétudes traduites aux médecins dans différents centres de soins n'alertaient personne sur la pathologie qui altérait mon existence. Il fallait chercher la cause de cette fréquence anémique ailleurs. Piste négligée systématiquement par mes praticiens. Ces derniers arguaient le ressort des professeurs chercheurs. Les praticiens en ville comme les médecins internes soignaient les gens. Ils ne se perdaient pas en conjectures à propos des complications de la drépanocytose. Car au Cameroun, de même qu'au reste de l'Afrique centrale, la recherche médicale pour les pathologies chroniques ou certaines pathologies de longue durée n'existait guère. Trop coûteuse pour les ministères de santé. Les services hospitaliers fonctionnaient aux budgets maigres. Ils s'abonnaient à l'aide internationale. Ils laissaient l'intelligence Hélène opérée en la matière.

Après, les gouvernants africains en réclamaient le bénéfice par le jeu de la coopération internationale. Part un peu trop facile d'autant qu'ils pleuraient tout le temps le manque de moyens d'un côté ; le faible niveau des techniques médicales et la science dans leurs pays, d'un autre côté. Une habilité à justifier leur stratégie passive quant à mener des politiques publiques au service du bien-être général des populations. La faute à l'histoire ! Alors que la science et les techniques modernes de recherches constituaient, à tous égards, des piliers indispensables au progrès.

---

[1] Du même auteur : *Stigmatisée, Drépa saute la vie ; Réussir sa vie malgré la drépanocytose,* Les Impliqués Éditeur 2020.

L'humanité marquait des pas importants en termes d'amélioration de la qualité de vie. Mais bon ! À chaque région du monde, ses soucis. Chez moi, mes crises respiratoires. Par l'histoire, j'apprenais que depuis la fin de la Seconde guerre mondiale, nous gagnions cinq à dix années supplémentaires en expérance de vie. La tendance s'accroissait dans les pays riches grâce au succès de l'apport des nouvelles molécules dans les laboratoires pharmaceutiques et les industries agro-alimentaires. Plus loin encore, certaines pathologies reculaient en degré de nuisance sanitaire. Les disparités eu égard à l'allongement de l'espérance de vie variaient selon les régions du monde. À Douala, j'espérais combler ma carence nutritionnelle par l'injection dans mon organisme, de quelques nouvelles molécules sanguines. Je priais recevoir ces injections bénéfiques à ma santé, sources importantes d'énérgie. J'acceptais de passer n'importe quel essai clinique à cette fin. Je me servais comme échantillon au service de la recherche médicale drépanocytose en Afrique. Quitte à participer au processus de guérision contre cette maladie qui décimait les familles, ravageait les milliers d'enfants au Cameroun. Parce que la guérison contre cette maladie particulièrement horrible et mortelle m'attirait à choisir des choses scientifiques peu difficiles. Mes sens ne désiraient pas une expérience vécue auparavant. J'étais enclin à une reconnaissance envers un exploit médical augurant un programme de lutte contre la drépanocytose à l'échelle locale, voire nationale. La difficulté, l'hôpital Laquintinie ne pratiquait pas d'essais cliniques destinés à comprendre les complications de la drépanocytose. Douala était loin du compte. À l'hôpital Laquintinie j'étais admise simplement comme une patiente ordinaire. Le temps de subir quelques perfusions. La fièvre baissée, ma respiration revenue au rythme normal, ma tension artérienne remontée à 13, je quittais l'hôpital.

Mon anémie devenait quasiment chronique. Je n'avais pas assez de concentrés en hémoglobine. Je manquais de globules rouges dans le sang. Quand aux globules blancs, le taux de présence dans le sang n'indiquait pas de niveau alarmant.

— La patiente manque de fer, pointait l'analyse sanguine.

Pour remédier à ma carence, grand-mère renforçait mon alimentation des substances propices à me régénérer du fer dans mon organisme. Les raisins secs, excellente source de nutriments divers tels que le calcium, le potassium, le sodium, les protéines, les fibres et le fer. Cent grammes de raisins m'apportaient 1,88 milligramme de fer. De nombreux remèdes traditionnels que Mah Leyenne utilisaient à base de raisins secs pour traiter mon anémie. Des courges blanches aussi qu'elle appelait melon d'hiver. La courge cireuse longtemps exploitée par la médecine chinoise ; l'ayurvédique en traitement d'autres maladies aggravées avec une perturbation anémique dans le corps. Les nutriments remplis de courges apportaient vitamines et minéraux comme le calcium, le fer, le phosphore, la thiamine, la riboflavine, la niacine.

La grenade complétait mon alimentation. Remplie de sels minéraux comme le potassium et le cuivre, la grenade m'augmentait l'hémoglobine dans le sang. La présence de l'aliment aidait à une bonne circulation sanguine. Je recouvrais d'énergie. Je me sentais moins épuisée. J'avais moins d'étourdissements. Ces derniers symptômes typiques de l'anémie disparaissaient progressivement.

Grand-mère savait varier mes repas. Elle les adaptait au type d'aliment retenu pour ma santé. Des épices à base de persil ou autres divers composés bénéfiques comme ce délicieux fruit de palmiers, les dattes. L'introduction des dattes dans mon alimentation recherchait la régénération du manganèse dans mon organisme. De même que le complément avec le fer d'origine animale par la consommation du foie.

Des fois, une grosse fatigue m'alourdissait. Faible, je perdais du poids. La perte de fer évoquée amenait le médecin à m'établir une nouvelle grille alimentaire axée sur les légumes et la consommation de la viande. Mais l'infirmière consultait le graphique affiché à l'écran de son appareil médical :

— Avez-vous eu des menstrues ces deux dernières semaines ?

Du sang, j'en perdais quand j'avais mes règles. Déjà que je n'en avais pas beaucoup. Des enquêtes pour comprendre les raisons pour lesquelles je manquais continuellement du sang dans mon organisme. Mon sang s'évaporait. Où partait mon sang ? La réponse, sans doute, le niveau anormal de la masse globulaire sanguine circulante. L'infirmière permanente en semaine interprétait son graphique de la manière affichée à l'écran de l'analyseur sanguin :

— Taux d'hémoglobine inférieur à 12 grammes.

— Patient de sexe féminin.

— L'analyse relève un nombre de globules rouges inférieur à quatre millions par microlitre chez la patiente.

— L'hématocrite inférieur à 37% chez madame.

Quoique l'anémie ne constituât pas en elle-même une maladie, elle indiquait somme toute quelques maladies graves qui m'abîmaient la santé. Mon corps réceptacle des douleurs. Mes crises respiratoires me rendaient dépendante des hospitalisations. Par habitude, les praticiens luttaient contre mes douleurs. Ils ne poussaient pas loin leurs enquêtes médicales aux origines profondes du microbe qui me pourrissait la vie. Rouillés dans leur routine hospitalière, ils me transféraient d'un hôpital à un autre.

— Non, Docteur. Il y a sûrement quelque chose d'anormal dans le corps de ma petite-fille.

— Nous faisons tout notre possible pour guérir votre fille, madame.

— Tout votre passible, dites-vous ?

Aux urgences, grand-mère attendait une parole providentielle de la part de l'infirmière cheffe de l'organisation des soins. La solution guérison à ma maladie. Malheureusement, le pessimisme de la praticienne la laissait sur ses attentes.

— Alors pourquoi n'arrivez vous pas à trouver le microbe qui avale tout le sang de ma petite-fille ?

— Justement, madame, nous multiplions des examens à cet effet. Nous cherchons à détecter la cause des crises respiratoires dont souffre la patiente.

— Oh, oui ! Vous multipliez des ordonnances pour que nous fréquentations votre hôpital. — Pas question ! Cette fois, c'est le dernier séjour de Imbot dans cet hôpital

— Nous irons chercher ailleurs pour nous soulager. Quitte à nous faire attendre pour la fin.

— Ne dites pas ça, madame.

— Oh que si ! Pour ma petite-fille, j'attendrai la fin à ces côtés.

Encline à la fatalité, grand-mère parvenait à bloquer le praticien sur mon cas. La reconnaissance d'un professionnel de haut niveau préfigurant un bon programme de lutte contre mes crises respiratoires. Mon médecin changeait de procédé. Du coup, des vérifications s'intensifiaient au niveau de l'équipe médicale en charge de la patiente. Les professionnels remontaient aux fiches et observations mentionnées par mon médecin traitant. Ils s'attardaient aux accidents provoqués par mes crises respiratoires. À chaque accident indiqué dans mon dossier médical, l'infirmière principale me questionnait. Il lui arrivait d'auditionner grand-mère à propos de mes mes parents.

— Généralement, les deux parents porteurs de certaines maladies génétiques n'en souffrent pas. Nous remontons à la recherche des parents si les mauvais fonctionnements des organes respiratoires persitent chez l'enfant. C'est à ce moment-là que nous recherchons d'éventuelles maladies cachées chez l'enfant.

— Votre fille a-t-elle subi un dépistage à la naissance ou même un moment particulier depuis qu'elle vit avec vous ?

— À ma connaissance, non.

— Pas même au cours de ces trois deux dernières années ?

— Aucun test n'a été pratiqué sur ma petite-fille. On balade Imbot d'un hôpital à un autre.

Devenue pour le coup pointilleuse, l'équipe médicale planchait sur différentes formes d'anémies qui m'avaient terrassée. Les enquêtes médicales fouillaient si je ne souffrais pas d'anémie hémolytique, d'anémie falciforme ou d'anémie sidéroblastique. Ces types d'anémie souvent dues à un mauvais fonctionnement du corps. Pour les traiter, une intervention médicale appropriée s'imposait.

— Il doit y avoir un docteur capable de soigner ma petite-fille, croyait grand-mère.

Les suggestions d'aller consulter ailleurs agitaient l'esprit de Mah Leyenne. Mais à Douala, les praticiens campaient sur leur position. Ils n'envisageait pas transférer leur patiente à un autre centre de soins. Grand-mère se souvenait de quelques récits rapportés par les gens du quartier au sujet des guérisons miracles contre la drépanocytose. Des délivrances survenues ici et là. Des conversations tenues au cours des repas avec quelques personnes qui venaient à la maison en témoignaient. D'autres histoires analogues nourrissaient la foi. Chacun y allait de son commentaire. À Lomé, deux médecins traitaient la drépanocytose.

— Est-ce qu'ils utilisent des remèdes à base des plantes ?

— Il y a deux médecins blancs. Ils comprennent les complications respiratoires, traitent bien les crises : Docteur Schweitzer et son associé.

— De quels villages viennent ces deux médecins ?

— Des blancs. Les deux médecins sont européens.

— Avec eux, les maladies sont claires. Toute maladie trouve guérision.

Le récit diffusé nous entrainait, grand-mère et moi, à courir vers la guérison à traitement forcé. Nous portions nos attentes sur l'éminent médecin luxembourgeois. Le nom Schweitzer retentissait dans mes oreilles comme une parole providentielle. Ses ordonnances médicales et ses conseils de professionnel nous éclairaient de leurs lumières toutes scientifiques.

En septembre 1998, Docteur Schweitzer et son associé avaient introduit au Togo des résultats issus du Complexe Luxembourg Drepanocytis Treatment. Fuit du réseau coopération nord-sud, les remèdes développés aidaient environ deux mille personnes. Les malades traitées souffraient de plusieurs problèmes de santé. Durant cinq ans, des groupes de 44 patients affluaient à Lomé hôpital pour un examen à 30 jours, 60 jours, 90 jours. Après le traitement, les personnes revenaient régulièrement pour de nouveaux tests sanguins. Et là, les résultats donnaient satisfaction. La moyenne du taux d'hémoglobine passait de huit à 9,8 en trente jours. Chez certains patients, le graphique affichait une courbe stabilisée à 11,9 en soixante jours. Quant à l'examen de sang un petit peu poussé, le rapport relevait 14,1 en quatre-vingt-dix jours. En somme, des résultats thérapeutiques encourageants, comparés à d'autres tests généraux pratiqués chez des patients africains jusque-là, dans la zone subsaharienne d'Afrique de l'ouest.

Pour la santé de sa petite-fille, grand-mère exploitait la piste. Nous empruntions un véhicule pick-up devant le marché. La place, point de départ pour la route étrangère. Le voyage à bord du véhicule durait 20h 34 minutes. La pick-up roulait avec prudence, à vitesse réduite. La double cabine réservée aux passagers d'un rang social élevé par rapport au nôtre. Le confort imposait la différence de traitements entre passagers. À l'arrière duu véhicule dans la partie ouverte, je me collais à Mah Leyenne. Ma tête couverte de pagne, j'essuyais les rafales de vent lorsque la pick-up accélérait devant le paysage des champs qui défilait. Nous traversions la vaste plaine. Mon esprit vide, je me résignais au déplacement. Grand-mère n'arrivait pas à fermer la bouche. La tension du voyage. Son voile de tête traduisait la prière qu'elle contait. Nous parcourions 1358 kilomètres sans encombres. La première fois que j'entrais à Lomé par le porte du marché. Pareil à Douala. Une zone commerçante, bondée de monde le matin à dix heures. L'endroit prisé pour tous les trafics informels. Je retrouvais des produits de terroirs. Attirée par mes tissus Wax hollandais, je n'osais pas demander à grand-mère. Mah Leyenne dépensait déjà beaucoup pour mes hospitalisations. En plus, ce voyage pour raisons de santé creusait sa bourse. La cohue au marché ne nous retardait pas énormément. Nous bordions les allées latérales. Arrivées à un endroit assez exposé, nous attentions devant une cabane en bois. La structure fragile en bois et la toiture en tôles haut d'à peine deux mètres abritait un restaurant. À cette heure de la matinée, le menu n'était pas encore écrit sur la pancarte accrochée à la porte. Je devinais le tchièbe, l'attieké ; repas préférés par tous de Lomé à Douala. Puisque je remarquais les bouts de peau d'aubergines épluchées, des carottes. Les écailles de poissons dans une flaque d'eau trahissaient que la cuisson était en cours. Dans notre avancées, nous enjambions quelques trous en formation sur le sol. Mes sandales en cuir tenaient. Mes talons durcis par la marche, couverts de poussière. Soudain, une dame sortait de la cabane restaurant. Elle levait les yeux vers le ciel comme pour observer la couleur du temps. Aucune perturbation ne descendait des nuages. Un éclat tropical chauffé par le mercure qui grimpait à 26 dégrés. Puis, la dame penchait sa tête côté gauche du restaurant. Pas grand monde à cette heure-là de la matinée. Côté droit, un livreur poussait une brouette remplie de bananes plantins. Je concluais que la dame attendait sa livraison de bananes pour compléter son menu aloco à proposer aux clients. Assez régalant pour descendre la saveur lorde du Tchièbe. May Leyenne sautait sur ce moment de réception pour se renseigner. Par le marché, nous étions un peu perdu sur le chemin de l'hôpital. Grand-mère interceptait la dame devant le restaurant.

— Oh éh !

— Bonjour !

— L'hôpital, c'est tout près d'ici. Cherchez-vous autre chose ?

— C'est pour ma fille.

— Bonjour.

— Imbot est très malade.

— L'hôpital ?

— Nous avons voyagé jusqu'ici pour rencontrer le Docteur Schweitzer.

— Ouh là ! Je crains que vous n'ayez parcouru tous ces kilomètres en vain.

— Il s'est passé beaucoup de choses dans cet hôpital. Les blancs ont maintenant une mauvaise image de l'hôpital beaucoup régional.

Le pessimisme de la dame me faisait flipper. Je ne m'attendais plus à recevoir des nouvelles rassurantes. La dame racontait ce qu'il s'était passé à Lomé hôpital quelques mois avant notre voyage dans la capitale togolaise. Elle parlait à grand-mère, ponctuait son récit en se mordant les lèvres. Effrayant. Chaque fois que la dame citait le nom Schweitzer, elle écarquillait les yeux. Son expression gestuelle me donnait des frissons.

Soupçonné d'utiliser la magie blanche pour guérir ses patients drépanocytaires, Docteur Schweitzer s'étaient attirés d'ennemis. Quelques personnes dans l'équipe médicale n'appréciaient pas la baisse de fréquentation des patients au service drépanocytose. Tant, l'absence de traitement contre la drépanocytose offrait une aubaine pour les mauvais disciples d'Hippocrate. Profitant du malheur des et la détrese des usagers, un groupe de praticiens locaux surtaxaient les familles des malades. Les fruits de la recherche exportés du Luxembourg à Lomé, par le médecin expatrié, ne plaisaient pas aux responsables de l'unité de soins drépnocytose. Le procédé pourtant sous fond d'accord nord-sud, apportait un coup d'arrêt brusque aux bonnes affaires des intervenants sur place. Quoi de plus augmenter leur primes d'activité. Du coup, une cabale ignomineuse contre le médecin expatrié était orchestrée. Docteur Schweitzer, désigné comme un charlatan. Homme à chasser de l'hôpital, il était mal vue des populations. Jadis acclamé quand il entrait au marché, maintenant le médecin guérisseur essuyait des huées. Conspué même à l'entrée de sa voiture dans le parking de l'hôpital. Le médecin luxembourgeois devenait une personne indésirée à Lomé. Son autorité affaiblie auprès du personnel hospitalier, membre de son unité. Ses recommandations émises au cours des réunions de travail, systématiquement rejetées. Des tentatives de déstabilisation au travail, des nuisances jusqu'à son domicile. Le soir suivant le jour de tensions avec certains membres du personnel au travail, Docteur Schweitzer trouvait des plumes noirs appartenant à un oiseau de type hibou sur le sol de sa cuisine. Le lendemain matin, à l'heure de partir au travail à l'hôpital, le docteur enjambait un hibou mort. La charogne entamée par un chat errant. Des menaces expliquant clairement qu'il n'était plus accepté au sein du centre hospitalier régional. Encore moins, dans sa ville de résidence. Toutes les villes accueillant les travailleurs expatriés avaient leur lot de comérages. Grand-mère croyait avoir affaire à un comérage concernant l'affaire Docteur Schweitzer à Lomé.

Eclairée sur la guerre pour la sauvegarde des intérêts privés au coeur d'un service public prioritaire, en l'occurence, l'hôpital, grand-mère et moi concluions au déclin de Lomé hôpital. La fin d'un processus de prise en charge des patients drépnocytore au centre hospitalier régional. On y allait droit.

Très procédural, Docteur Schweitzer saisissait le Consulat de France présent dans la capitale togolaise. Ainsi, le mécanisme de protection diplomatique se déclenchait au bénéfice du ressortissant européen. Pour protéger le docteur luxembourgeois, la présidence de la République du Togo lui affectait quatre gardes du corps. Visiblement, le niveau de protection ne suffisait pas quand on se trouvait en milieu hostile. Puisqu'un matin, à son réveil, Docteur Schweitzer voyait une épaisse couche de fumée noire brouillée les fenêtres de son salon : sa voiture venait d'être incendiée. Un degré de danger supplémentaire franchi au point que le professionnel s'inquiétait pour sa vie. Sous le choc, il suivait les conseils de s'éloigner au plus vite de la zone. Docteur Schweitzer quittait le Togo. Il abandonnait sur place, son projet de protocole relatif aux remèdes alternatifs à la drépanocytose et aux complications de la malaria. L'espoir d'une recherche médicale adaptée à la sous-région d'Afrique noire, anéanti. L'effort bénéfique du réseau de coopération internationale décentralisée nord-sud rangé aux calendes grecques.

À 28 ans, je souffrais de sciatique. Aussi, la corticoïde entrainait mon surpoids. De 68 kilos, j'atteignais maintenant 110 kilogrammes. Ma taille en vêtement dépassait largement la taille médium. Plus aucune sape convenable ne rentrait sur moi. Des boutons m'apparaissaient sur le front, sur les joues, sur le menton. J'étais affreuse. Mon miroir de poche me dévisageait. Je ne me reconnaissais plus dans la glace. Chaque jour, je perdais des cheveux. Au bout d'un mois, j'avais le crâne rasé comme si je venais de subir une chimiothérapie. Tandis qu'au sein de ma famille, tout le monde me croyait atteinte du cancer de sein ; dans mon entourage et chez quelques amis, j'entrais dans les ordres. Au point que certains me surnommaient : moine. Ils le pensaient sans se préoccuper de mon sexe féminin. L'appellation, moine, tirée du fromage préféré par les moines dans les campagnes françaises. Dire que la stigmatisation à mon égard atteignait des proportions inquiétantes.

Plutôt que de traiter les symptômes, l'allopathie préconisait généralement une thérapie médicamenteuse. L'objectif poursuivi, diminuer l'incidence des symptômes parfois même les éliminer. Ce que ignorait l'allopathie, la cause d'apparition des symptômes. De plus, par l'absorption répétée des médicaments pourtant prescrits par mon médecin, on déplorait des effets secondaires qui, à leur tour, déclenchaient d'autres maladies. Appréhender qu'on ne s'occupait que de la pointe de l'iceberg. Voilà comment ils me traitaient. Ils m'enfermaient dans le cycle médical officiel d'allopathie.

Par contre, avec la phytothérapie ou les médecines douces, homéopathie, acupuncture, chacun des moyens offrait un grand choix de méthodes efficaces dont l'utilisation dépendait assurément du niveau de connaissances des praticiens. Malheureusement nombreux thérapeutes dans ce secteur se souciaient exclusivement de traiter les symptômes. Dans les deux cas cités, les symptômes réapparaissaient dès que je cessais de prendre les médicaments ou d'absorber les remèdes préconisés.

Apparemment bien-en-point, j'étais diagnostiquée anémique quelques mois seulement. La cause de mon anémie, une carence nutritionnelle. Je manquais de fer. Aucune trace de vitamine B12 ou une dose conséquente d'acide folique. Par le regard des médecins, grand-mère comprenait que le nombre des globules rouges dans mon sang était à un niveau vraiment bas. Mes cellules sanguines ne transportaient pas suffisamment d'oxygène aux organes vitaux. L'hémoglobine chargé de transporter l'oxygène aux différentes parties du corps, était aussi réduit à un niveau qui présentait un certain risque pour ma santé. Par conséquent, j'adoptais des nutriments essentiels ; afin de régénérer du fer à mon corps. De sorte à traiter cette anémie liée effectivement à la carence nutritionnelle.

Grand-mère me préparais quelques remèdes fait maison pour dissiper mon anémie. Tous les matins, j'avalais du jus de pomme et des mélanges à la betterave. La pomme, généralement riche en fer. Bref, tous ces aliments bénéfiques pour ma santé. La betterave pour l'acide folique, les fibres et le potassium. Sa partie la plus riche en éléments nutritifs. Le truc remontait juste sous sa peau. Des fois, grand-mère en cuisait seulement la peau. Elle en recueillait le jus et me donnait à boire. Après la cuisson des betteraves, grand-mère les pelait. Je consommais une pomme ou deux par jour. Mah Leyenne me mélangeait la betterave et la pomme. La recette traitement doublait mes chances contre l'anémie.

Il existait d'autres plantes qui complétaient ma liste d'aliments nutritifs sélectionnés pour remédier à mon anémie : les graines de sésame noires, elles aussi, source de fer. Des épinards à raison d'une demi tasse d'épinards cuits par jour. La dose contenait environ 3,2 milligrammes de fer. L'équivalent de 20% des besoins quotidiens en fer. Les épinards inclus dans mon alimentation quotidienne. Un légume riche en fibres, en calcium, en bêta-carotène et autres vitamines.

Venaient ensuite des aliments destinés à atténuer les effets du fer dans l'organisme comme les tomates. Ce doux légume m'apportait de lycopère et des vitamines propices à ces substances. Parce que le seul fait d'avoir le fer ne suffisait pas. On complétait avec les protéines, les glucides apportées par la grenade. Chaque matin à jeun, je mangeais une grenade de taille moyenne ; environ 200 grammes. Pour sortir de la restriction, j'avalais un verre de jus de grenade pendant mon repas du matin.

Malgré les restrictions, l'écho des conversations entre l'infirmière et son aide-soignante rétentissait dans ma tête. Ces refrains me poussaient dans les cordes. On dirait que je portais le poids de la fin du monde sur mes épaules.

— La patiente manque d'oxygène.

— Insuffisance de fer dans le corps. Cause récurrente de sa fébrilité.

J'étais marquée. Entendre ces phrases de la bouche des professionnels faisait flipper. Tous les niveaux en deça. Rien dans les cellules de sang dans mon organisme n'affichait un taux normal ou légèrement élevé. Tout marquait un trait inférieur. Ce qui expliquait mes hémorragies aiguës devenues chroniques. Tandis que la production des globules rouges dans mon organisme baissait, la destruction des globules rouges augmentait. Jusque-là, aucun praticien n'arrivait à déterminer avec certitude que la drépanocytose me consumait. Consultation après consultation, ils me prescrivaient en quelque sorte des traitements approximatifs pour arrêter les crises vaso-occlusives qui m'anéantissaient. Comme chaque enfant en errance médicale au Cameroun, j'en pâtissais.

Un nouveau-né sur mil neuf cent portait le gène. Soit, environ 450 nouveaux cas chaque année en France. Maladie génétique la plus fréquente dans le monde, la drépanocytose était aussi une maladie particulièrement méconnue. La journée mondiale de lutte contre la drépanocytose déclarée par les organisations internationales, le 19 juin de chaque année, représentait une victoire pour les associations, les acteurs des terrains au front pour la cause de santé publique. La victoire aussi pour les familles des malades et les patients eux-mêmes. Par leur courage, les patients acceptaient de passer des essais cliniques. Les expériences permettaient aux professionnels de santé de mieux comprendre les complications de la drépanocytose. L'opportunité d'une sensibilisation à l'échelle mondiale.

Maladie du sang, la drépanocytose se manifestait par une modification de la forme des globules rouges, appelées hématies en croissant ou en faucille plutôt que biconcave. Moins élastiques, les formes anormales de globules rouges bouchaient les vaisseaux sanguins. Parfois, ces déformations de l'hémoglobine bloquait la circulation sanguine. Ces hématies vivaient également moins longtemps, au point d'entraîner une anémie dite falciforme. Il en résultait une anémie chronique, des crises douloureuses vaso-occlusives et une sensibilité plus importante aux infections.

À 32 ans, j'avais, en outre, le fibronne. Parce que le fibronne se nourrissait du sang. Un vrai vampire ! Certainement l'explication à la baisse anormale du taux de globules rouges. Quand la séquence du fibronne se dissipait, j'avais eu un peu de répit.

Je ne faisais pas beaucoup d'efforts physiques. Je me baissais ou me penchais en avant pour attraper des objets, accomplir quelques tâches. Mais la surveillance envers moi restait active :

— Ne te baisse pas comme, me reprochait-on.

— Une femme ne se penche pas en avant.

— Ne vois-tu pas qu'il y a des hommes derrière toi assis à l'autre bout de la cour ?

Insinuer en quelque sorte des mauvaises intentions chez certains hommes présents ce jour-là dans la maison, mettait en garde contre les tentatives de détournements de jeunes. L'avertissement nous préservait de quelques pervers. Ces derniers prédateurs sexuels détruisaient sans scrupules, les personnes fragiles et particulièrement vulnérables. Ils profitaient de leurs faiblesses pour les séduire ; les embarquaient dans leurs desseins crapuleux. D'ailleurs, des circonstances similaires me poussaient dans les bras d'un homme déjà en couple avec une femme. Ma malheureuse rivale, une copine à ma tante. Ndong Oya. Résultat de mes écarts, je finissais avec une fille dans les bras. À 30 ans, j'étais mère malgré la drépanocytose qui ma fatiguait. Quant au papa, il ne restait pas avec moi.

Mon état physique de femme amaigrie le gênait beaucoup. Gamine à ses yeux, je ne lui servait que pour son plaisir libidineux. Souvent, je le voyais lorsque ma santé le permettait. Attentive à mon traitement, j'évitais de chuter devant lui soit, en plein action ; soit incidemment à côté de mon homme. Consciente que la circonstance impacterait négativement sur notre relation. Malheureusement, je ne pouvais pas prévoir ma prochaine crise respiratoire. Une fois, au retour de nos passades avec Yacoubé, j'étais affaiblie. J'avais le vertige. Des signes qu'une crise approchait. On m'emmenait à la clinique Bonamoussadi. Aux urgences, j'indiquais Yacoubé en tant que personne à contacter en cas d'accident. Bien évidemment, au regard de nos bons moments passés ensemble. Assez galant, Yacoubé me rendait visite à Bonamoussadi. Il m'apportait un bouquet de fleurs, deux pièces de pagnes Wax hollandais qu'il m'avait ramené de Cotonou. Une paire de ballerines, des chaussons, accessoires pratiques à cette période d'hospitalisation. Un ensemble pyjama deux pièces. Et pour finir, une djellaba. Cette dernière robe nous rappelait, à tous les deux, nos meilleurs moments. La djellaba, facile à remonter lorsque nous partagions notre intimité lui et moi. Je lui trouvais merveilleusement compatissant.

Tous les linges apportés par Yacoubé à la clinique Bonamoussadi me servaient de rechanges. Effrayé par le tuyau respirateur légèrement attaché sous le nez devant mes narines, Yacoubé mettait du temps à réaliser ce qu'il m'arrivait. Sa petite amie, drépanocytaire. Quelle honte ! La nouvelle à surtout pas divulguer à ses amis, à ses collègues de travail, à ses proches, aux membres de sa famille.

L'empathie jouait en fonction de la catégorie sociale des gens avec qui on s'atachait. Me voir subir une transfusion sanguine le mettait sous le choc. Le type m'abandonnait. Je n'osais pas lui demander pourquoi. Quelques jours après ma sortie de la clinique, Yacoubé m'ignorait. Pas même une visite à la maison chez grand-mère pour voir comment je récupérais. Monsieur disparaissait de la circulation sans laisser de traces. Il ne voulait plus entendre parler de moi. Je comprenais que le mec se dérobait de sa responsabilité parentale. Une manque d'élégance inexplicable. Car, on assumait les conséquences de son plaisir. Donc, il était hors de question de le laisser s'en tirer comme ça. Je recourais aux tierses personnes pour arracher sa contribution financière aux charges de garde de notre enfant. Afin tout, Yacoubé en restait bien le père de ma fille. Furieux, monsieur m'interdisait de m'approcher à moins de 50 mètres de son domicile. Le père de mon enfant changeait carrément de quartier.

C'était d'autant plus difficile pour une femme drépanocytaire. Souvent considérée comme bonne à rien, sauf à procurer du plaisir. Une femme drépanocytaire, en tout cas pas bonne candidate au mariage. Une femme drépanocytaire, mère certes. Mais pendant combien de temps s'occuperait-elle de son enfant ? Oubliant qu'être mère et malade, les deux faits n'étaient pas incompatibles. Il fallait juste trouver les moyens sociaux et financiers pour atténuer les difficultés.

Interdit de me pencher ou ma baisser pour prendre quelque chose ou accomplir une tâche quelconque. Non seulement à cause de mes faiblesses de santé, mais en plus, la bonne éducation donnée aux jeunes filles dans la famille. Nos coutumes camerounaises.

— Tu t'accroupis quand tu exécutes tes tâches.

Cela ne froissait pas du tout. Recevoir assez durement ce type d'éducation donnée aux jeunes filles de mon âge m'aidait à cerner certains comportements sexuels chez les hommes indélicats. Une transmission des valeurs propices à ma construction. Je m'armais dans mon parcours d'adolescente quand je rencontrais des garçons ou d'autres hommes aux mauvaises intentions. Des partenaires amoureux, parfois de passage à raturer ma vie de jeune fille fragile. Préserver la jeune fille que j'étais d'éventuels prédateurs sexuels était quelque chose d'important à Douala. D'autant que des liaisons incestueuses, courantes dans la famille, se multipliaient. Certains cas d'incestes causaient des dégâts terribles. Mes cousines en avaient payé un lourd tribut. Aujourd'hui, mes cousines en sortaient à moitié détruites. Victimes des liaisons honteuses, elles en gardaient des traumatismes effarants. Avec des risques de levains transmis par des liaisons incestueuses. D'autres cas précipitaient aux mariages consanguins. Une circonstance propice à fabriquer puis développer le gène drépanocytaire chez les enfants nés des liaisons incriminées.

À défaut de fabriquer et développer le gène drépanocytaire par le fait des liaisons incestueuses ou des mélanges consanguins, des enfants nés de ces relations présentaient des malformations de certains organes. Ils avaient des visages anormalement formés ou des masses crâniennes dépassant les tailles retenues. Des écoulements nasaux en permanence ou la langue qui ne restait pas dans la bouches. Des signes apparents à la trisomie, somme toute inquiétants.

Lorsque je me baissais, la tête en avant, je n'avais pas suffisamment d'appuis pour me relever après. J'essayais de me redresser pour me tenir debout, mais je tombais.. Ma sœur pleurait. Kwessi éprouvait de la peine pour moi. Quant aux autres personnes présentes au moment de l'accident, elles couraient dans tous les sens chercher de l'aide. Encore une fois, Mah Leyenne prenait les devants en me prodiguant les premiers soins : des comprimés paracétamol, des anti-inflammatoires. Aussi, grand-mère m'appliquait de l'huile travaillée à base des plantes le long de mes bras, sur mon dos, m’appuyait sur le creux de la colonne vertébrale. Mah Leyenne s'improvisait kinésithérapeute. Des séances de massage qui me faisaient beaucoup du bien. J’avalais aussi quelques potions à base de koris. Au bout de quelques jours, je me sentais mieux. Mes douleurs disparaissaient. Je marchais convenablement. Des gestes appliqués qui me guérissaient de ma chute malencontreuse.

En me baissant ou me penchant la tête en avant comme je le faisais, je me relevais parfois brusquement. J'étais saisie de vertiges. Je vomissais. Mon cerveau manquait d'oxygène. Mes yeux écarquillés, je ne distinguais plus des images qui défilaient devant moi. Comme prise par une tourmente, je tombais. Je me fracturais le coude. Encore des jours d'hospitalisation suivis des périodes de repos à la maison chez grand-mère. Par contre, avec Mah Leyenne, je passais directement au régime médecine douce : soins médicaux à base des plantes ; séances de massage à l'eau bouillie mélangée aux plantes médicinales.

À 40 ans, mon errance médicale continuait. Je souffrais d'une maladie non identifiée. La porte ouverte à toutes les supputations. La paranoïa chez les membres de la famille à Douala. Ma mère ne voulait plus entendre parler de moi. Me savoir mourir la soulagerait. Que diable voulait-elle se débarrasser de moi ! Elle l'aurait fait plus tôt ! J'aurais cessé d'être la honte qui le couvrait. Rien qu’évoquer mon nom lui donnait la nausée. Tout se passait dans son imaginaire comme si je lui avais forcé mon existence. Un enfant ne demandait rien pour venir au monde. La grossesse d'un enfant advenait par les écarts de conduite sous fond de plaisirs expérimentés par deux adultes. Tandis que la naissance découlait par le banal ordre des choses. J'appelais ma grand-mère : maman.

Bannie par ma mère, j'étais élevée par ma grand-mère. Je considérais beaucoup Mah Leyenne. Je n'avais pas de mot pour désigner ma mère biologique. Puisqu'elle n'était pas là pour me voir grandir. Je voyais ma mère occasionnellement. Quelques apparitions un dimanche. Comme cela arrivait souvent aux membres de la famille de se manifester, rendre visite à d’autres membres de la famille. Des retrouvailles souhaitées par tous. Des moments pendant lesquels se révélaient des grandes hypocrisies chez les gens. Nous nous retrouvions un jour de fête, un jour de mariage. Grand-mère me sortait un peu de la routine. Par notre présence au milieu des gens, Mah Leyenne démontrait qu'elle ne vivait pas seule dans le quartier.

À 46 ans, je tombais sur un hématologue d'origine africaine. Ressortissant du Congo-Brazzaville, le médecin excellait dans le suivi des patients souffrant des pathologies de longue durée liée aux malformations des cellules sanguines, Docteur Akoli décidait de remettre à plat, mon dossier médical que les infirmières lui avait transmis. Reprendre les choses depuis le début sur la base des mentions portées dans mon dossier année après année, hospitalisation après hospitalisation.

— J'observe que vous avez de graves antécédents de santé, réagissait le docteur d'emblée.

— Diverses mentions sont portées à votre fiche. Cependant, rien n'indique avec précision la cause de votre souffrance.

— Je constate, par ailleurs que, lors de vos hospitalisations successives, vous revenez souvent pour les mêmes symptômes : baisse du taux d'hémoglobine dans le sang, anémie. Plus, un cas d'ulcère.

— Je vais donc procéder à un examen spécial.

— L'électrophorèse.

Au procnoncé du terme, électrophorèse, je recevais une espèce de parole providentielle. De cette parole accomplissait le mirale de guérison contre ma drépanocytose. En tout cas, on y était.

— L'électrophorèse est un examen approfondi qui va révéler avec certitude la cause de vos crises respiratoires et l'anémie chronique que vous développez jusqu'à aujourd'hui.

Ma délivrance venait sûrement par mon voyage en France. Mon séjour dans l'est parisien intervenu deux ans avant mon rendez-vous au laboratoire d'analyses médicales. Noisiel m'accueillait. Une ville fleurie, avec son centre commercial vétuste, sa médecine de ville. Des structures sociales et économiques de proximité répondant aux besoins immédiats des habitants.

Pour concrétiser mon évacuation sanitaire de Douala, au Cameroun vers Noisiel, en France, une participation financière était quand même exigée à la famille. Sans sécurité sociale au Cameroun pour couvrir les frais de santé, je sentais le joug de la pauvreté et le déclassement. Ma famille se débrouillait pour remplir la condition financière. Mon évacuation sanitaire vers la France, toute une délivrance. Un voyage à ne pas rater. Ma survie en dépendait. Nul doute qu'une fois arrivée dans l'Hexagone, je ne serais plus traitée de la même façon qu'au Cameroun. En Europe, je bénéficierais d'une prise en charge adéquate et continue. Je rebondirais dans la vie, réaliserais mes ambitions ; même les plus folles Trouvez l'amour, pourquoi pas ? Rencontrer l'homme qui me transformerait en papillon, eu égard au temps qu'il me restait à vivre. Dès cet instant, je n'envisageais pas mon avenir par rapport à ce qui m'arrivait. Je définissais mon avenir par ce que que je devais en faire.

Grand-mère sacrifiait ses économies. Me voir m'envoler vers un pays lointain, où la guérison paraissait certaine la tranquillisait. Au moins, elle partirait avec le sentiment d'avoir accompli son acte d'humanité jusqu'au bout : veiller sur une âme. Le point positif augmentait son crédit. Donc, grand-mère vendait un demi hectare de ses plantations de manoic. Peinée, May Leyenne ne supportait pas se ruiner seule dans l'histoire. Grand-mère conjurait ma mère de mettre la main à sa bourse. Sans hésiter, ma mère apportait sa quote-part. Un peu pour se racheter de m'avoir abandonnée. Ma mère versait les deux tiers de son capital commerce de maroquinnerie. Contrainte de cesser temporairement son activité. De toutes les façons, son compagnon ne laisserait pas le commerce de sa femme tomber en faillite. Il lui injecterait quelques liquidités assez rapidemment, au nom de l'amour qu'il partageait avec celle qui lui agrémentait la vie. À cette fin, nous connaissions l'astuce. Dès que monsieur tombait une nouvelle conquête, il poussait vite sa compagne à reprendre son commerce loin du quartier. Libre, monsieur avait le champ pour agir.

D'un autre côté, je connaissais ma mère débrouillarde. Elle ne supportait pas de rester oisive à la maison. Quant au reste de la famille à Douala, quelques personnes clappaient les mains. Elles chantaient par rapport à mon évacuation sanitaire : « bon débarras ! ».

Pendant que les choses s'activaient pour mon évacuation sanitaire vers la France, je vivais en pleine conscience. Apprendre que je quittais Douala, au Cameroun pour Noisiel dans l'Hexagone ; cela ne m'excitait pas outre mesure. Je ralentissais mon pas, goûtais chaque seconde, le brin de respiration que la vie m'offrait. Suffisant. J'arrivais à Noisiel deux ans avant mon rendez-vous électrophorèse.

Noisiel, ville des guérisons. Son centre commercial vétuste, comptait une trentaine de boutiques. L'artère principale bordant le centre commercial, débouchait sur l'autoroute de l'est parisien. Quelques services de proximité dont, justement, le laboratoire d'analyses médicales. L'établissement assez fréquenté par les populations appartenant à la classe moyenne et la classe populaire. Le laboratoire disposait du matériel médical dernier cri. L'imagerie haute définition, le système d'analyseur sanguin avec plusieurs paramètres, très en pointe de la technologie médicale du futur. La lecture des résultats des examens laboratoire aidait le médecin à établir un meilleur diagnostic possible. Et ce, en un laps de temps. Un gain de temps énorme pour tout praticien enfouis dans la recherche de remèdes aux pathologies compliquées qui affligeaient les patients, toutes catégories confondues. Par son enseigne, le laboratoire revendiquait le mérite de mettre la science et les nouvelles technologies médicales au service du bien-être des usagers. Dans ma situation, j'acceptais de passer un examen de plus. D'autant qu'il s'agissait de mettre le doigt là où ça faisait mal. Encore une fois, je courais vers la guérison contre ma drépanocytose à traitement forcé. Par ce nouvel examen, je découvrais la cause exacte de la baisse continuelle de sang dans mon organisme.

L’enquête médicale creusait l’origine des crises respiratoires qui me troublaient, les douleurs qui me ténaillaient. L’hématologue congolais ne me prescrivait pas de traitement nouveau. Au premier abord, Docteur Joachim Akoli ne s’attaquait pas à calmer mes douleurs. Fidèle à sa logique expérimentale, l’hématologue remontait là où tout avait commencé. En réalité, ce médecin voulait mieux poser son diagnistic que de vexer dans l’approximation. Tout le contraire de ses prédécesseurs ayant intervenu sur mon cas jusque-là.

Visage grave, serrant ses mâchoires, Docteur Akoli avait conscience du caractère spécial de l’examen qu’il pratiquait sur sa patiente. Au regard des précédents. L’hématologue chuchotait des mots à l’infirmière. Soudain, il me fixait du regard.

— Électrophorèse.

— Nous procédons à un examen plus approfondi pour comprendre les causes de vos crises fréquentes.

— L'électrophorèse nous permettra de déterminer avec certitude pourquoi la moelle osseuse ne régénère pas les globules rouges dans votre organisme.

— Parce que vous manquez constamment d'oxygène.

— Vous manquez de fer. Cette dernière substance est pourtant indispensable à la fonction respiratoire.

En 2015, l'hématologue me commandait l'électrophorèse. Docteur Akoli recourait également à quelques examens primordiaux. Entre autres : le cancer colorectal, le cancer du sein pour lequel je souffrais le martyr. Des examens pénibles au cours desquels je gémissais comme une gamine. Docteur Joachim Akoli me pinçait les seins très fort. Ainsi, allongée sur le billard dans la salle des soins, je peinais des applications qu'il me faisait au ventre. Parce que le médecin craignait la présence ou les antécédents de polypes dans mon organisme, facteur premier du risque colorectal. À cela s'ajoutait mon âge avancé. Le cancer colorectal augmentait rapidement avec l’âge notamment, à partir de 50 ans. Or, j’avais 46 ans à tout cassé. Donc, j’approchais mes 50 balais. Le troisième facteur de risque, la présence dans la famille de maladie ou d’anomalie génétique qui était à l’origine de certains cancers colorectaux toujours en rapport avec des polypes. Dans mon cas précis, la drépanocytose. Poursuivant ses analyses, le médecin parlait de polypose adénomateuse familiale avec la présence de multiples polypes intestinaux.

Bien que la plupart des cancers du côlon ou du rectum apparaissaient à partir de la présence d’un polype qui se transformait, le polype demeurait en une sorte d'excroissance développée à la surface du côlon. Au départ bénin, le polyte pouvait se transformer en cancer avec apparition de cellules malignes. La majorité de ces polypes pouvaient être enlevés lors d’un examen par coloscopie. On les surveillait lorsqu’il nécessitait une intervention pour les enlever. Car les polypes récidivaient. Ce qui compliquait les choses.

Enfin, le cancer du côlon et du rectum demeurait l’un des plus fréquents des cancers en France. Depuis l'an 2000, environ 15% de l’ensemble des cancers avec près de quarante mille nouveaux cas diagnostiqués chaque année. Malgré les progrès des traitements, notamment des chimiothérapies, les cancers du côlon et du rectum causaient vingt mille décès. Combien le colon pouvait être fragilisé ! Cette partie de l'intestin qui faisait suite à l'intestin grêle.

Ce jour-là, je faisais une lecture différente de ma maladie. Au cours d'un examen médical en laboratoire à Noisiel, rendez-vous au demeurant basique, je découvrais incidemment que je portais la drépanocytose. Enfin, ma maladie clairement identifiée. Maintenant, je savais à quoi m'en tenir. La révélation me choquait. Je me prenais dans une espèce de tourmente comme entraînée par un courant qui me venait à l'improvise. À 46 ans, j'étais drépanocytaire. Quelle infamie ! Le choc. La désolation de ma sœur qui m'accompagnait. La stupéfaction de ma fille qui me voyait portant active et présente pour elle. La difficulté de raconter aux amis, aux camarades, aux proches que je menais une existence entachée par la présence d'un gène mortel dans mon corps. Je traînais cette maladie horrible toute mon existence. Comment la vie faisais parfois les choses !

Au jour prévu pour le retrait de mes résultats de laboratoire, je me réveillais de meilleure humeur. Contente d'aller à la rencontre de mes philanthropes. Ces gens en blouses blanches qui faisaient tant de bien à la société. Ces personnes dévouées dont le sens du devoir méritait d'être constamment récompensé par la collectivité. Car en en temps de crise comme en temps de tranquillité, ils étaient toujours là pour accueillir les malades, soigner les gens, soulager les souffrances des familles des personnes affectées par des pathologies diverses. Médecins, infirmiers, aides-soignants, laborantins, ambulanciers, brancardiers, agents techniques et de ménages, cuisiniers.

À Noisiel, je me pointais à l'heure devant le laboratoire d'analyses médicales. À 11 heures. Assez prudente pour ne pas essuyer les réflexions de la part de personnel peu délicat avec les usagers, je vérifiais les horaires d'ouverture gravés en bas de l'enseigne publicitaire de l'établissement. Car dans ces lieux asceptisés recevant du public, même les employés de ménage prenaient des galons. Ils se comportaient en chefs de service. Par leur manie, ils n'hésitaient pas à vous renvoyer chez vous pour un simple retard au rendez-vous d'un quart d'heure, par rapport à l'heure indiquée dans votre convocation. Ils vous repoussaient littéralement devant la porte, ou vous fermaient la porte au nez, quand vous vous pointiez entre midi et deux. L'heure de pause déjeuner étant sacrée. Meilleur moment de la journée.

Je poussais légèrement la porte d'accès de l'établissement. La tête penchée vers l'avant, j'observais le guichet. La secrétaire médicale était assise derrière son comptoir. Présente, fidèle au poste. Le sourire accompagnant ma respiration.

— Bonjour !

Je saluais vaguement les gens venus avant moi. Je traversais le hall sans m'arrêter. D'autres personnes dans la salle en face du guichet d'accueil surveillaient l'heure de passage affiché à l'écran. Le modème régulateur de flux, perché au mur lattéral, retenu par un support métallique très design. Le modème incliné à 30 degrés vers le bas, effrayait nos yeux. Tous les dix à quinze minutes, les numéros s'affichaient, indiquant l'ordre de passage. Le nouvel affichage s'accompagnait d'un bip sonone. Comme mes voisins, je vérifiais constamment mon numéro d'ordre ainsi marqué sur mon ticket. J'enchaînais machinalement des saluts envers mes nouveaux voisins, des nouvelles personnes qui entraient. Quand mon tour arrivait, j'avançais. Le pas hésitant, je m'adressais à la secrétaire médicale :

— Bonjour !

— Je viens pour le retrait de mes résultats.

— Très bien. Votre reçu, madame, s'il vous plaît !

— Tenez. Je ne sais pas ce qu'on va me trouver dans mon corps aujourd'hui.

Après une lecture rapide, la secrétaire médicale vérifiait dans son ordinateur de bureau. Quelques clics à l'aide de sa souris d'ordinateur, elle se redressait, se levait de sa chaise dactylo.

— Un instant madame, je reviens.

La secrétaire médicale disparaissait derrière son comptoir. Assurément, elle partait chercher mes résultats rangés quelque part dans un tiroir à l'autre emplacement. Les transmissions n'ayant pas été faites à temps. Puisque que la mi-journée approchait. Son absence momentanée accélérait mon pouls. Un stress normal en pareille attente des résultats. Puisque la réponse impactait substantiellement sur la suite de ma journée. Mon humeur aussi. Je regardais à ma gauche. Rien de spécial. À part la paroi du mur en verre opaque, décorée par les affiches illustrant quelques conseils de bien-être. Le portrait d'une mannequine souriant à pleines dents, rappelant aux usagers qu'il fallait se brosser les dents avec une pâte dentifrice achetée à la pharmacie. Nous n'étions pas assez stupides pour comprendre leur manège commercial traçant le lien tacite entre industrie pharmaceutique et recherche du profit sur le dos des malades.

— Mon dentifrice, je l'achète au supermarché.

J'abandonnais le portrait de la mannequine aux belles dents blanches. Encore heureuse qu'elle sourît et respirât à pleins poumons. Ensuite, je regardais à ma droite. Un couloir court à peine éclairé au prolongement de l'angle de la porte d'entrée de l'établissement.

— Sûrement, l'accès aux salles de soins et d'examens laboratoire.

En face du couloir, une porte blanche sur laquelle ne figurait aucune inscription particulière. Je reconnaissais le bureau du médecin chef. J'y étais déjà reçue à mes précédents examens, une ou deux fois. Quelques minutes plus tard, la secrétaire médicale réapparaissait.

— Madame Imbot ?

— Oui.

— Vos résultats sont arrivés.

— Oh, bien.

— Vous avez la drépanocytose !

— Pardon ?

— Vous développez depuis plusieurs années le gène drépanocytaire. Toutes les raisons de votre anémie chronique et les crises vaso-occlusives qui vous accablent.

— L'examen indique aussi que vous avez des antécédents ischémiques.

— Je vous remets l'enveloppe contenant vos résultats. Vous pouvez sans tarder aller à l'hôpital. Une prise en charge y est recommandée dès votre admission.

— Et vous me le dites comme ça !

— Pardon ?

— Vous me balancez les résultats sur la figure !

— Calmez-vous, madame.

— Me calmer ?

— J'ai parlé à vous pour votre maladie.

— Ne pourriez-vous pas me les rapporter plus tranquillement et en toute confidentialité dans un bureau ?

— Je suis infirmière ; les infirmières n'ont pas de bureau.

— Où est le médecin chef ?

J'esquissais un pas en arrière pour reprendre mon appui. Mes triples bougeaient étrangement. Quelque chose s'emparait de moi. Quelque chose semblable à une force intérieure. Les gens dans la salle ne paniquaient pas. Ils comprenaient mon angoisse. D'autres déploraient ma réaction désespérée. Personne ne s'interposait. La peur des blouses blanches. Les usagers présents dans la salle redoutaient un incident provoqué par un patient mécontent. La situation pourrait s'envénimer, entraîner la fermeture temporaire du laboratoire. Ce qui aurait pour conséquence collatérale, retarder la connaissance des résultats, pour d'autres patients. Je ne réalisais pas à quel point nos deux attitudes perturbaient le suivi médical.

Je voyais le bureau du médecin dont j'avais reconnu quelques minutes plus tôt, la porte en face du couloir. La secrétaire médicale tempérait.

— Madame, vous avez vos résultats.

— Que vous me donnez avec mépris.

— Je vous ai interprété les réponses suite à votre examen laboratoire. Maintenant, filez à l'hôpital au lieu de perdre votre énergie à discuter. Au bout du compte, vous êtes désagréalable. Votre état nécessite une prise en charge sans tarder.

— Vous le proclamez haut et fort devant votre comptoir. Comme ça tout le monde est au courant.

— Je m'adresse à vous, madame.

— En méconnaissance du secret médical.

— Pardon ?

— Bonjour la confidentialité dans ce laboratoire.

— S'il vous plaît, madame ! Votre tour est passé.

— Bonjour le serment d'Hippocrate !

— Les infirmières ne prêtent pas serment, madame.

— Alors, je demande à voir le médecin chef.

Je reprenais l'enveloppe contenant mes résultats de laboratoire des mains de l'infirmière indélicate.

— Par crainte de la recrudescence de nouvelles crises de douleurs susceptibles d'engager votre pronostic vital, chose que nous redoutons, nous ne voulons pas être contraints à une course contre la montre pour vous sauver.

Sur le coup, la bobine projetant les images de ma vie précédente se déroulait dans ma tête. Le visage éploré de ma mère quand elle venait me voir chez Mah Leyenne. Ma mère savait tout. Grand-mère ne laissait rien filtrer au sujet de ma maladie. En acceptant de m'élever, ma grand-mère savait pertinemment que je n'aurais pas une longue vie. Pour s'en laver les mains, Mah Leyenne jouait le jeu de me garder chez elle quelques temps. Jusqu'à ce que la drépanocytose s'aggravât dans mon corps et une crise respiratoire aiguë m'emportât. Mes chutes répétées à l'origine de mes fractures du bras, ma plaie ouverte sur la jambe en haut de ma cuisse n'avaient pas réussi à précipiter ma mort. En fait, mon heure n'était pas arrivée. Le destin combattait mon sort. L'espérance que constituait l'existence repoussait les préjugés maléfiques portés sur ma fébrilité. Par mes résultats de laboratoire, la science prenait le dessus sur la méconnaissance de la maladie qui m'empoisonnait la vie pendant toutes ces années. La science et les technologies médicales, au service de notre santé. Restait à compléter avec la sagesse africaine pour la transmission des valeurs de solidarité familiale, de respect des pratiques des peuples. Là, les choses ne penchaient pas du tout en ma faveur ; à cause du refus pour les gens du village de ma mère d'accepter la connaissance des phénomènes de santé. Ils franchissaient les époques les visages voilés par les croyances obscurantistes. Ils s'affligeaient par le poids de certaines coutumes rétrogrades. Ils opposaient le mystère à la science. Les villageois rangeaient la difficulté de savoir au registre de l'inconnu, de la sorcellerie. Alors que la drépanocytose n'avait rien d'une malédiction des sorciers assombrissant la vie des descendants maudis par le sort. La drépanocytose résultait d'une malformation ou déformations des cellules sanguines qui empêchaient à l'hémoglobine, de jouer son rôle maximal d'oxygéner l'organisme. La cause des crises respiratoires et autres troubles du cerveau. La drépanocytose comme certaines autres pathologies, faisait partie des maladies héréditaires. Maintenant, le mal qui m'empoisonnait l'existence était clairement identifié. Grâce à l'électrophorèse, les médecins établissait un programme de prise en charge adéquat contre mes crises drépanocytaires. Du calendrier des soins à l'hygiène alimentaire en passant par l'absorption des médicament alternatifs contre la drépanocytose.

2

Affaiblie par les accidents successifs

Le par choc doté par la nature autour de mon corps transparaissait les cicatrices de mes accidents. Grand-mère y voyait le témoignage de mon supplice. Quand elle racontait mon histoire, Mah Leyenne s'empressait de m'appeler pour me faire relever ma djellaba jusqu'à la hauteur de ma cuisse en haut de ma jambe droite. Grand-mère me priait de me mettre debout. Je me présentais au milieu des gens, me retournais. Je leur exposais mon bras. Ils observaient mon coude. La tache noire prouvant ma luxation au niveau du coude assez intacte. Suivant les conversations, les rencontres autour des repas tantôt à la maison, tantôt ailleurs chez les personnes qui nous invitaient, grand-mère montrait aux gens mes blessures physiques et psychiques. Je la regardais, visage éploré. Les gens écoutaient. Mes membres ainsi qu'une partie de mon cuir chevelu présentaient encore les stigmates de mes blessures.

Une première chute grave survenue lors d'un rassemblement entre amis à Paris 2ème arrondisseent. Place Gesvres. Mon sac à main sous les aisselles, retenu par la lanière en cuir, j'avais des étourdissements. Mes yeux faibles, trahissaient que je perdais connaissance. J'apercevais mes copines s'éloigner progressivement de moi. Les filles filaient à la fête au Marais. Je tentais de les rattraper. J'empruntais le raccourcis par l'entrée secondaire de l'hôtel de ville, côté rue Lobeau. Je ne croyais pas que mes copines faisaient un bref tour shopping au Bazar de l'Hôtel de ville. Aboutoihi se contrariait si elle n'avait pas pris un nouvel accessoire de mode. La farce tendance qui manquait à son charme pour attraper quelques abeilles sur la scène de la fête. Coquine, Abitoihi en rajoutait toujours pour charmer. Tellement que la jeune femme se laissait fasciner par les réclames mode et beauté diffusées à la télévision et dans les réseaux sociaux. Abitoihi croquait la vie à pleines dents. La société de surconsommation était faite pour elle. La reine de la soirée ne manquait aucune occasion pour séduire les hommes. Selon sa conception épicurienne, chaque moment pour se faire des rencontres et prendre du plaisir offrait toujours une chance. Alors, la demoiselle fonçait.

— À tous les coups, si j'ai mon foulard accessoire tendance, je vous assure que j'en ferai craquer plus d'un, évaluait le miel Abitoihi ses chances de tomber les abeilles.

Selon Abitoihi, une soirée entre filles était réussie lorsqu'à la fin, on rentrait avec quelques numéros de téléphone des partenaires accrochés. On laissait mariner l'envie jusqu'à 72 heures. Après, on passait à l'attaque. On commençait par rappeler les meilleurs souvenirs passé ce soir-là sur la scène de la fête. Histoire de mettre le mec en confiance et le prendre aux mots selon les bienveillances qu'il avait débitées sous l'excitation et l'emprise de l'alcool. On précisait que l'excuse d'une altération partielle du discernement à cause de la consommation excessive de l'alcool au moment des faits ne tenait plus. Tant, le mec s'amusait bien au milieu des filles. Pour le coup, Abitoihi menait la danse. La suite, elle gérait.

Épuisée, je n'arrivais pas à rattraper mes copines. Je restais figée au milieu de la place à l'endroit où je me trouvais. J'apercevais quelques voitures passer vers le Pont au Change en face du quai Gesvres. Mon attention baissait. Mes jambes s'alourdissaient. Mes pieds ne tenaient plus sur le sol. Mes yeux se fermaient. Ma tête baissait. Je tombais.

J'entendais des cris. Certaines personnes appelaient les secours. Geste citoyen en pareilles circonstances de détresse. D'autres me secouaient la tête, tentant de me maintenir. D'autres encore me pliaient les bras, me détendaient les jambes. Ils essayaient de me réanimer. Gestes recommandés pour les premiers intervenants.

— Restez avec nous, madame !

— Imbot ! Imbot ! criait Abitoihi qui revenait en courant.

— Vite, appelez les secours !

Quelques minutes après, une ambulance arrivait. Le véhicule de soins premiers secours m'embarquait. Le trajet le plus proche indiquait l'hôpital La Pitié Salpêtrière. Durant une dizaine de minutes, l'ambulance me transportait vers le cinquième arrondissement. Une hospitalisation de plus, courante à mon existence. On me détectait une anémie. Les premières conclusions à partir des examens réalisés l'expliquaient formellement. L'anémie, la cause de mon malaise. Cependant, les premiers examens ne déterminaient pas la maladie qui me rongeait. La drépanocytose se cachait quelque part dans mon corps. Comme une bombe à retardement, ma maladie attendait son moment pour ressurgir et m'affaiblir.

Une deuxième chute survenue à l'anniversaire de Abithoiti. Déjà avertie par ma santé fragile, ma copine conviait avec insistance.

— Profite un peu.

— S'il te plaît, Imbot !

— Abithoiti !

— Ne crains pas pour ta santé. Parce qu'aujourd'hui, ta maladie-là sait que tu dois faire la fête.

Abithoiti parlait un peu trop vite puisqu'un accident m'arrivait à la fin de la fête en quittant l'appartement de Ikia'Mohlonga. J'avais raté une marche d'escalier. Je roulais comme un tapis du haut du deuxième étage, lieu de la fête. Ma tête, mes coudes, mes pieds heurtaient à plusieurs reprises, les barrières verticales piquées à retenir les garde-fous de l'escalier. Je me fracassais la tête, les bras, les genoux, les côtes, une partie du dos. J'étais assommée. Du haut de l'escalier d'où je dégringolais, j'atterrissais complètement esquintée. On n'était pas non plus en état d'ébriété. Des hématomes aux bras, aux épaules, au visage. Des stigmates effrayants, révélant le supplice enduré. Les genoux ankylosés, je restais au sol.

Dehors, les filles s'apprêtaient à monter dans la voiture. La fête continuait à un autre endroit. Les filles discutaient tout en chargeant la voiture des boissons, une grande part du gâteau d'anniversaire emporté, quelques affaires. Soudain, une voix pressait :

— On y va !

— La voiture nous attend, annonçait une amie.

— Est-ce que tout le monde est descendu de l'appartement ? contrôlait Docteur Vingati, proche de Ikia'Mohlonga pour l'avoir reçue à son cabinet médical à plusieurs reprises.

Les deux, devenus depuis, très proches. En réalité, dans notre situation de personnes vivant avec handicap, nos médecins traitants, nos psychologues et nos accompagnateurs se transformaient vite à nos philanthropes. Il y arrivait qu'on osait l'amour avec ces gens dévoués à redonner de l'espoir et le goût à la vie aux autres. Justement, Ikia'Mohlonga songeait nous présenter son ami docteur au cours de la deuxième partie de la fête. Dire que la surprise venait de l'autre endroit où se terminerait la fête d'anniversaire. Comme quoi, le meilleur, c'était pour la fin !

Au deuxième étage, la porte de l'appartement claquait. Ikia'Mohlonga fermait sa maison à double tour, y laissant le bordel de la fête. Comme à pareilles circonstances, le rangement puis le grand nettoyage de la maison attendraient. Il fallait profiter de l'instant présent. Ces petits bonheurs n'arrivaient pas souvent. D'instants éphémères, mais intenses qui agrémentaient la vie.

Lorsque Ikia'Mohlonga fermait la porte de son appartement à double tour, un énorme bruit prolongé se produisait simultanément. Assez remarqué comme bruit que Ikia'Mohlonga sursautait. La locataire ne constatait rien sous ses pieds. En levant la tête vers l'issue menant à l'escalier, Ikia'Mohlonga apercevait une silhouette roulant qui tapait sur les marches et tombait des escaliers.

— Oh, mon Dieu !

— À l'aide ! À l'aide ! hurlait-elle.

Il n'y avait pas beaucoup de voisins dans l'immeuble de quatre étages ce soir-là. Les voisins du palier avaient désertés leurs appartements ce samedi-là pour se mettre à l'abri du vacarme causé par la locataire bruyante. La fête d'anniversaire annoncée, tous les résidents étaient au courant. D'ailleurs, Zogo avait pris la précaution d'afficher un mot d'excuses adressées aux résidents. Par ce biais de courtoisie, la locataire prévenait les voisins de la gêne occasionnée. Une amabilité d'usage, propre à entretenir les bons rapports de voisinage, cultiver le vivre-ensemble. Donc, l'appel à l'aide n'amenait pas grand monde à la rescousse. À peine deux ou trois portes d'appartements à quelques étages s'ouvraient. Un remous léger, sans agitation particulière.

— Que se passe-t-il ? enquêtait le voisin d'à côté au fond du couloir.

— ça va, madame ! s'agaçait Houriya, la fleuriste. Apparemment de retour du travail ce jour, perturbée par les cris de sa voisine d'étage.

Emmenée à l'hosto, je terminais avec une luxation du coude. Je rentrais à la maison le bras plié dans un plâtre.

Quelques mois plus tard, ma blessure ouverte sur la jambe en haut de ma cuisse droite m'empêchait de dormir. J'avais un mal de chien. Malgré les tisanes visqueuses que grand-mère me répandait sur la plaie, le mal ne guérissait pas. Mah

Leyenne pleurait toute la nuit. J'étais mourante. Avec cette blessure ouverte en haut de ma jambe sur la cuisse, je bougeais sans arrêt. J'essayais de m'adopter une position pour dormir. Impossible de fermer l'œil la nuit dans l'état de douleurs aiguës. Je gémissais, fatiguée. Plusieurs heures de souffrance nous retenaient toute la nuit, grand-mère et moi. Au bout d'un moment, je m'endormais.

Le lendemain à l'hôpital, le docteur concluait à une ulcère. Encore une complication vasculaire de ma drépanocytose. Je l'avais localisée à ma jambe droite. Et la plaie ne se refermait pas à cause d'importantes douleurs qu'elle engendrait. Ça me faisait très mal à tel point que je me réveillais dans la nuit.

En quittant l'hôpital, je passais à la pharmacie chercher mes médicaments. Du paracétamol aux antibiotiques pour soulager mes douleurs et stopper les risques d'infection. J'y ajoutais deux paires de chaussettes de contorsion. Par rapport à mon intention de cacher ma plaie sous mes dessus légers, je choisissais deux couleurs différentes mais assez foncées : une paire en noire, l'autre paire en marron clair.

Ma vie, un chemin à travers une existence condamnée. Malgré le supplice que mon corps subissait, je me rendais compte que j'étais une belle âme. Innocente à ma naissance, j'arrivais au monde pour être bafouée. Mon corps, sujet aux examens médicaux, mon âme résistait. Humiliée à cause de mon handicap, stigmatisée comme enfant de malheur à cause de la drépanocytose que je portais.

Au départ, j'ignorais tout ce que signifiait mon parcours de soins. Je n'appréhendais pas mon errance médicale. Quel sens donné à un tel parcours de soins ? Mais à base d'indices, des faits, de souffrances physique et psychique éprouvées, je réalisais que j'étais en réalité une âme qui prenait ce qu'on lui donnait. On me donnait la drépanocytose, on ne me donnait pas la mort par la maladie. Maintenant, j'arrivais au bout de la souffrance. Je gagnais mon combat.

Je venais au monde pour vivre un parcours médical fait de tâtonnements, d'incertitudes. Je venais au monde révéler le triomphe de la médecine moderne et les progrès accomplis dans la recherche médicale sur certaines pathologies de longue durée. De la maltraitance subie de la part des gens peu respectueux du genre humain aux humiliations révélées par la stigmatisation dont je faisais l'objet, moi et ma famille. Certes, chacun dans la vie rencontrait une part de souffrances, se confondait par quelques humiliations. Mais le destin luttait contre le sort. Et l'âme dans tout ça, résistait. Les difficultés que je rencontrais ne se mesuraient pas de la même manière. En quelque sorte, j'étais programmée pour vivre ces choses. J'acceptais des humiliations ; je pardonnais. Ma vie de personne réduite me forçait à tout accepter. J'étais empêchée de terminer mes études au Collège. Mes hospitalisations répétées poussaient la direction des études à stopper ma participation aux cours. Je redoublais à chaque niveau d'études : la sixième, la cinquième la quatrième, la troisième. On me privait de toute construction sociale dont un enfant de mon âge avait besoin. On me refusait toute intégration socialement. En revanche, mon âme était préservée. Je voyais les gens me rabaisser à cause de mon handicap. Ils me rappelaient combien je gênais à leur passage. Je leur cédais tous les droits qu'ils voulaient s'arroger devant ma personne. Les gens s'en donnaient à cœur joie de me cogner dessus. L'univers tout entier voulait me remettre à ma place. J'appartenais à une classe sociale défavorisée. N'ayant pas trop connu mon père, je grandissais sans réel équilibre psychologique. Abandonnée par ma mère, j'étais élevée par ma grand-mère. Enfant non construite, en plus de vivre dans le manque de nourriture et l'absence de base éducationnelle familiale. Rejetée par la famille, j'étais traitée de fille envoûtée par les esprits maléfiques. Car porter la drépanocytose exposait à la stigmatisation, aux discriminations.

Mon histoire commençait par une certaine injustice. Maintenant, je terminais ma cause avec l'injustice. Quoi de plus épouvantable de supporter toutes ces exclusions au quotidien. D'abord, exclusion du milieu social ; environnement pourtant proche voire intime, sanctuaire de la vie privée. Ensuite, exclusion du milieu scolaire ; endroit normalement protecteur. Et puis, rejet des centres de loisirs et éducatifs. Le motif invoqué, difficultés particulières de santé. Lesquelles difficultés exposaient gravement le personnel social ainsi que les autres usagers. En l'absence d'un protocole spécifique de santé mis en place par des cellules sociales et éducatives, je ne pouvais pas être admise aux activités publiques à caractère éducatif, culturel. Pas davantage aux loisirs et aux divertissements publics organisés. Il ne me restait plus qu'à entrer dans les ordres. Au moins dans ce lieu pieux, je réciterais mes bréviaires toutes les deux heures dans la journée. Je me repentirais de mes fautes. Je prierais pour mes parents. J'implorerais le ciel à l'intention d'obtenir le pardon pour leurs péchés. Mon âme en relation avec Dieu, je marcherais selon les désirs de l'esprit. Puisque mon corps déjà martyrisé par les douleurs dues à ma maladie, payait le prix par mes crises respiratoires et mes douleurs continues. Par mes cantiques chantées à longueur des journées, je rétablirais ma relation avec Dieu. Ma vie restaurée. La raison de ce combat d'une vie contre toutes ces injustices qui, au final, bafouaient le respect et l'amour dus à la personne humaine.

À neuf ans, une enfance dans la pauvreté et le déclassement. Mon beau-père me persécutait. Il nourrissait une haine par le fait qu'il n'avait pas d'enfant. Le bonheur de remplir les temps morts dans une vie de couple et de famille quand on s'amusait avec ses enfants. On les observait multiplier des bêtises. On les corrigeait, les ramenait à suivre le droit chemin. Adulte ayant vécu, on guidait leurs premiers pas. Cela manquait à beau-père. Monsieur vivait mal sa relation de couple sans enfant. Et donc, il se mettait dans une position déséquilibrée. Voir ma mère entourée par ses filles le rendait un peu malheureux. Sans enfant, beau-père se sentait diminué. Par sa haine, beau-père montait ma mère contre moi. Il gardait une emprise sur ma mère, la manipulait. Ma mère lui obéissait au doigt et à l'œil. Impuissante et piégée par l'amour, ma mère se résignait. Un assujettissement qui avait conduit ma sœur à quitter la maison. Victime des maltraitances, Kwessi subissait des attouchements à caractère sexuel de la part de beau-papa. À 16 ans, beau-père la forçait à avoir des relations sexuelles avec lui. Une situation épouvantable pour une adolescente. Kwessi, détruite par les fellations qu'elle subissait certains matins. Mon beau-père, constamment en quête des sapidités. Quand Kwessi se brossait les dents dans la salle de bain, beau-père la suivait littéralement. Il entrait sans frapper à la porte. Le pire, il ne prévenait même pas qu'il utilisait la salle d'eau de si tôt. Beau-père faisait irruption exprès dans la salle de bain, s'immobilisait derrière ma soeur. Torse nu, quelques poils gris tendu sur la poitrine exposaient ses instincts libidineux. La serviette autour de la taille, beau-père signalait que le mâle reniflait. Il souriait, l'embrassait l'épaule, humait la saveur naturelle et l'odeur du matin que dégageait le corps de l'adolescente. Soudain, beau-père lui pinçait les seins, la serrait fort contre lui. Plein d'ardeur, il respirait fort, prêt à vider sa semence masculine dans le corps de sa belle-fille. Il multipliait les caresses le long des bras, s'arrêtait au bas du ventre. Il reprenait avec ses attouchements, descendait ses mains sur les fesses de Kwessi. Suivant ses sensations, il s'agissait de l'endroit le plus doux de la terre. Progressivement, il lui tirait sa culotte, glissait sa main sur le pubis. Kwessi essuyait quelques larmes, perturbée par ce qu'elle subissait. Ma soeur pleurait. L'autre continuait, descendait sa main encore plus bas. Sa main baladeuse contournait les reins, lui remontait la sensualité que dégageait la peau douce de la jeune fille. Beau-père trouvait dans le corps de Kwessi, un endroit un peu à lui. Abusé. À vrai dire, Kwessi subissait des viols répétés. Ma sœur en finissait perturbée. Un jour, Kwessi se libérait en partant de cette maison horrible. Nous gardions le secret pour protéger notre mère. Nous redoutions un scandale de plus dans la famille. Comment en parler ? Impossible d'imaginer, à Douala, un point d'écoute pour parler de toutes ces choses-là. Pas même les réunions de famille. D'autant qu'au cours des rencontres familiales, les avis masculins primaient sur les plaintes formulées par les femmes. Les violences subies par les femmes à l'intérieur de la sphère familiale n'intéressaient pas les gardiens du temple et des coutumes ancestrales. Dire qu'ils se fichaient des violences faites aux femmes. Du moment qu'un homme prouvait sa virilité, et sa capacité à coucher avec plusieurs femmes en même temps dans le secret de la cellule familiale. Une fierté pour un héros jailli à l'intérieur du cercle familial. Sans négliger les effets psychologiques dévastateurs pour ma sœur. Kwessi changeait subitement de comportement. Ma soeur préférait sortir avec les hommes beaucoup plus âgés. Elle ne se retrouvait plus à travers une relation amoureuse avec les garçons de son âge. Kwessi se choisissait une maturité chez ses partenaires.

Même moi, sa sœur cadette, je la trouvais bizarre. Certains jours, Kwessi apparaissait au salon en shorty, les cuisses dehors, les seins en l'air sous son peignoir en soie dont elle omettait sciemment de fermer les boutons.

Plus pénible, Kwessi se réveillait deux ou trois matins avec l'odeur des spermes. L'adolescente subissait des fellations répétées au gré des fantasmes dont se nourrissait beau-papa. Pour assouvir à son envie bestiale, beau-père avançait quelques uns de ses jours de congé de manière intempestive. Ce qui expliquait le personnage. Crapule. Il y allait habilement. Au lieu de profiter de ses congés avec sa compagne, il préférait envoyer sa femme tôt le matin chercher sa marchandise chez les grossistes. Ma mère commençait depuis peu, à vendre des sacs à main et quelques autres articles de maroquinerie. L'activité l'occupait. Le commerce de maroquinerie lui conférait une relative autonomie. Trop contente par le geste d'amour manifesté par son compagnon, ma mère criait à tout bout de champ que son mari donnait un coup de pouce à son capital. La preuve d'amour manifesté, sujet de conversations aux repas. Ses affaires ne marchaient pas mieux. Puisqu'elle pratiquait son commerce en informel. Comme toutes les autres femmes désireuses se montrer utiles à leurs maris, ma mère se débrouillait. Tout ce qui comptait. Grossiste pour un temps, ma mère approvisionnait quelques boutiques du centre ville ainsi que d'autres marchands qu'elle accrochait. Quant à son compagnon, celui-ci gagnait en amour. Justement, sa preuve d'amour : l'attention accordée au fonds de commerce de la femme avec qui il partageait sa vie. Malice. En réalité, le geste cachait l'intention du mari pervers, de rester libre à la maison et sauter en toute liberté, l'adolescente qu'il hébergeait. Les conséquences de ces abus sexuels sur mineure se révélaient par la suite. Aux heures de petit-déjeuner, je voyais ma sœur sortir de la chambre en shorty. D'ordinaire, Kwessi gardait sa djellaba sur elle. Quand ma mère lui demandait les raisons de ce changement vestimentaire à la côte des dessous légers, Kwessi surprenait :

— On est toutes trois femmes dans cette maison contre un seul homme.

— Qu'est-ce que ça veut dire ? Trois femmes contre un seul homme.

Des fois, ses réponses intriguaient. Kwessi nous renvoyaient dans les cordes. Et monsieur dans tout ça ? Le bonhomme ne réagissait pas. Il baissait la tête. Les yeux dans son bol de lait pour récupérer la quantité de spermes versée quelques heures auparavant sur l'adolescente.

— Tout le monde dans cette maison m'a déjà vue à moitié dénudée. Donc, ma tenue légère ne choque personne.

L'ambiance devenait insupportable. La jeune fille intrépide se prenait pour la maîtresse de la maison. Kwessi, devenue maintenant une femme. Kwessi, rivalisait maman ; puisqu'elle couchait avec beau-papa. Les changements de comportements chez l'adolescente poussaient ma mère à procéder autrement. Un jour, ma mère interrogeait Kwessi en aparté. Ce jour-là, tout basculait. Kwessi racontait. Les révélations faites par sa fille la mettaient carrément en pleurs. La suite des événements était inéluctable : Kwessi débarrassait le plancher.

— Profiter de la faiblesse des gens pour les abuser ! constatait ma mère les dégâts causés par son compagnon pervers sur sa fille.

— Quelle iniquité ?

— Quand tu manques d'amour, t'es en situation de faiblesse.

— Et les gens se servent de ta faiblesse. Ils abusent de toi.

Ma mère pleurait. Elle me regardait tristement, s'imaginant vaguement ce que son compagnon me réservait. Je devenais sa prochaine victime. Au fond, beau-père exécutait son plan visant à m'expulser de sa maison. Plus qu'un objet sexuel, j'étais à ses yeux, un enfant vampire. Ma naissance traduisait le pacte diabolique conclu par mon père et ses autres ascendants avec le diable. Une filiation cruelle à laquelle mon beau-père me rattachait. Ayant choisi l'affection pour ma mère, monsieur séparait sciemment sa compagne de ses enfants. Il voulait ma mère sans les enfants. Oubliant ce qui liait naturellement une mère à ses enfants. Était-ce par jalousie parce que, lui-même, n'avait pas d'enfant ? En réalité, il cherchait à éviter la honte de vivre avec une femme dont la joie se trouvait entachée par la présence au foyer de sa fille drépanocytaire. À leurs côtés, je faisais tache. Devant leurs amis, au cours des retrouvailles de convenance, ils me cachaient. La paranoïa les envoûtait. La paranoïa abolissait le discernement de beau-père. Monsieur courrait le risque d'avoir, lui aussi un jour, un enfant drépanocytaire si, d'aventure, il venait à fonder une famille avec ma mère. La circonstance compromettrait l'avenir du couple. Ils percevaient la drépanocytose en une maladie contagieuse. Jugement erroné. À l'inverse, monsieur se plaisait de la compagnie de sa femme. Il se réjouissait de la présence de ma mère dans sa vie. Se réveiller tous les matins à ses côtés le comblait de bonheur. Au moins, tous les deux, ils avaient pris la précaution de passer les tests sanguins, vérifier la catégorie d'homozygotes à laquelle ils appartenaient. La prévention marchait. Au regard des antécédents familiaux surtout, du côté de madame, le couple échappait à une tension supplémentaire. Les deux surveillaient leur niveau de gène impur. Et les résultats étaient formels : ma mère ne présentait pas d'homozygotes en quantité inquiétante. Par conséquent, le couple ne risquait rien. Beau-père et ma mère vivaient leur vie de couple en toute quiétude.

Mon parcours de vie m'avait confrontée à beaucoup de gens vivant dans l'anormal. J'amorçais la fin des souffrances. J'ouvrais mon chapitre normal. J'entamais pour ainsi dire, ma construction. Puisque je ne m'étais jamais construite. De mon enfance à l'âge adulte, jusqu'à devenir maman. J'étais imparfaite. Tout me manquait. Je n'avais pas grandi dans une famille classique. Je manquais d'affection aussi bien de la part de mes parents que de la part de mes proches. Enfant, j'étais détachée de toute cette période existentielle de construction.

Mon père ne m'acceptait pas. Il m'ignorait. À ses yeux, je n'existais pas. S'il disposait d'un patrimoine intéressant, il me déshériterait. Pour mon père, je ne comptais pas parmi ses enfants. Même les circonstances de ma grossesse, puis ma naissance, ne lui rappelaient rien. Tout ce qu'il voulait, ôter la honte de se voir coller la filiation à un enfant drépanocytaire. Ainsi allait le nouveau monde. Maintenant, on prétendait tout choisir. Même la naissance d'un enfant. Dans sa lignée, il n'existait pas d'enfant drépanocytaire. L'explication qu'il invoquait pour me bannir. Un peu cruel comme jugement. Heureusement, le jugement dernier venait. La fin de l'injustice pour moi se prononçait plus tard. Évidemment, le terme de mon parcours de soins le dirait. M'accepter comme sa fille le gênait. Pareil pour mon beau-père. Avec le recul du temps, je comprenais les multiples rejets dont je faisais l'objet. Accepter de vivre avec un enfant porteur d'une maladie horrible paraissait répugnant. Mon père, le premier, avait honte de moi. Mon beau-père, le deuxième, ne faisait que suivre le rejet dont je faisais l'objet..

Le refus de mon père de m'accepter vivre avec lui, obligeait ma mère à me confier chez un tiers digne de confiance. En l'occurrence, ma grand-mère. Je la comprenais. Tiraillée entre préserver son couple, d'un côté ; et me protéger, d'un autre côté, ma mère forçait un choix. Quand j'y pensais, je ne reprochaisà ma mère l'éloignement qu'elle avait établi entre nous deux. Vivre sa vie de foyer, loin de sa fille drépanocytaire. Ma mère m'aimait. Seulement, en dehors de son foyer. Ma mère priait pour moi, loin de sa maison. Ma mère conjurait son compagnon de m'oublier. Le manège fonctionnait. Puisqu'elle avait donné naissance à un garçon, au grand bonheur de son homme. Heureux, ceux qui vivaient cachés ; ils vivaient mieux.

Je pardonnais à ma mère. Après tout, elle avait droit au bonheur. Du moment que sa bonne santé physique et sa santé mentale le lui permettaient. Jamais, je n'osais affronter ma mère sur le sujet. Je préférais l'intelligence plutôt que confondre ma mère dans ses lacunes. En agissant ainsi, je puisais dans les vertus de l'intelligence.

Combattre mon mal-être et les injustices ne réveillait pas à la vengeance. Y penser ne m'empêchait d'aller de l'avant. Parce que je n'appartenais à personne. Assurément que je n'oubliais pas mon vécu pathétique. Cette parole assez dure, signifiait tout : tristesse et galères connues, rêve de jeune fille brisé. Maintenant, je choisissais la justice. Me poser, contrairement à l'étiquette qu'ils m'avaient collé au visage. Aujourd'hui, je me rendais compte que je n'étais pas le personnage qu'ils décrivaient.

3

Quels remèdes alternatifs contre la fréquence des crises drépanocytaires ?

Au lendemain de mon hospitalisation, les médecins me recommandaient plusieurs traitements. Tout cela, m'aidait à être moins sujette aux crises. Je respectais l'hygiène de vie qu'ils m'exigeaient. Surtout, pour mon anémie. Les précautions allaient du lavage des mains à l'eau et au savon pour limiter le risque microbien au soins buccal et corporel. J'adoptais ce schéma sans difficulté. Tant, mon traitement à base de plantes me soulageait. Suivant les témoignages, grand-mère me forçait à boire de l'eau rouillée. L'explication à l'absorption de cette potion inhabituelle, combattre le vampire qui me buvait tout mon sang dans le corps. Boire de l'eau rouillée aidait à arrêter l'anémie. Évidemment, mon corps avait besoin d'eau en quantité suffisante. Boire de l'eau régulièrement facilitait l'oxygénation à travers mes vaisseaux sanguins. De là à boire de l'eau rouillée ? Il fallait un sacré courage. Le coeur serré, je m'approchais de la calebasse contenant de l'eau rouillée.

Normalement, l'organisme recueillait au moins 2,5 litres d'eau par jour. Ma consommation journalière en quantité d'eau n'atteignait pas le volume requis. En tout cas, je buvais beaucoup d'eau. Cela diminuait mon appétit. En matinée, entre six heures et 10 heures, j'ouvrais toujours les fenêtres de ma chambre pour aérer mon espace intime. Je gardais le même réflexe lorsque j'apparaissais au salon. Je renouvelais l'air à l'intérieur de la maison. Quand je dormais, je me levais dans la nuit pour fermer la fenêtre de ma chambre. Le bruit de vent et l'ambiance nocturne dehors me réveillaient. La consigne de rester souvent dans un endroit bien oxygéné.

À propos de mon alimentation augmentée par la surconsommation des plantes, je ne manquais pas d'oseille crépue. Car la racine d'oseille crépue m'était plus largement recommandée. Aliment pour mon anémie. Pourtant réputée mauvaise herbe en bordure de route, la racine d'oseille crépue comportait l'avantage d'élever le niveau de fer dans l'organisme. Beaucoup de gens souffrant d'anémie surprenaient leurs médecins quand ils leur rapportaient les bienfaits de la plante. Certains patients réussissaient à augmenter leur taux d'hémoglobine en quelques semaines rien qu'avec l'oseille crépue. Une utilisation de la plante somme toute limitée à cause du risque de diarrhées en cas de doses excessives. Je préférais la forme de teinture aux gélules.

Une autre plante utile dans le traitement de mon anémie, l'ortie. L'ajout de graines d'anis améliorait les résultats. Je complétais par le pissenlit et la racine de bardane. Souvent utilisés dans les mélanges de plantes pour traiter l'anémie, le pissenlit et la racine de bardane renforçaient la capacité du corps à absorber le fer provenant des aliments.

Avoir une alimentation saine et variée à base notamment de fruits et légumes frais. J'adorais les carottes. Par ce dernier aliment, ma sœur ironisait à mon sujet en me traitant de lapin. Son panier de courses débordait par ce légume. Kwessi maintenait sa bienveillante à mon égard. La consommation des plantes, complétée par l'absorption des tisanes ne guérissaient pas de la drépanocytose. L'usage renforçait les capacités du corps à régénérer du fer.

Hormis ma nouvelle alimentation, je surveillais ma température. Mon thermomètre toujours à portée de main, je paniquais dès que le mercure montait à 38 degrés. À partir de cette situation suffisamment inquiétante pour moi-même, j'allais consulter au toubib. Lorsque j'étais abattue par une fièvre assez forte, Mah Leyenne et Kwessi m'accompagnaient. Tellement, j'étais dépendante. Assez vigilante, je jouais aux apprentis disciples d'Hippocrate. Je prohibais les vêtements trop serrés. Femme sybarite, je ne croisais plus mes jambes. Mauvais geste par rapport à une meilleure circulation du sang. Geste paradoxalement très tendance chez les filles de mon âge. Je veillais à ne pas ralentir ou bloquer la circulation du sang dans mon corps. Toutes les fois que je me regardais dans la glace, je surveillais la couleur de mes yeux. Aux toilettes, mes urines, trop foncées, m'alertaient que quelque chose n'allait pas dans mon corps. Le signe que le taux d'hémoglobine diminuait, et la crise était proche. Une vie constamment sous tension. Anticiper sans tarder en prenant des remontants, des énergisants. Ou encore, tout produit susceptible de remonter et renforcer le taux d'hémoglobine dans le sang. Dans ces conditions, je recherchais Mah Leyenne au milieu de ses champs de manioc. Je forçais grand-mère à me presser du jus à base des feuilles de manioc, mélangé au lait non sucré. Surveiller la fatigue, les douleurs corporelles et osseuses. Car le fait d'être pâle et fatiguant étaient symptomatiques d'une crise respiratoire imminente.

Maintenant, je consommais régulièrement les produits riches en vitamines. Je recouvrais d'énergie et d'acide folique. Grand-mère approvisionnait les étagères dans la cuisine en miel naturel, en zinc en capsules, en zinc lactate enzymolise. Quelques concentrés à base de Spiruline. Ce dernier produit très prisé dans les laboratoires utilisant la technologie Bio-Litho. Grâce aux nouvelles techniques et les nouvelles molécules introduites dans les industries pharmaceutiques, ils arrivaient à fabriquer des produits alternatifs. L'aide psychologique dont je bénéficiais me calmait. Malgré ma situation de personne fragile, j'adoptais la positive attitude. Consulter au toubib ne me gênait pas. Je ne voyais aucune stigmatisation possible. Mon regard sur ma maladie changeait. Tant, le toubib était mon guérisseur, et l'assistance médicamenteuse, ma thérapie. Certes, je subissais un réel déclassement. L'univers tout entier voulait me mettre à ma place. Les effets du handicap. J'étais une personne fragile à cause de la drépanocytose que je traînais. Toute mon existence affectée par la maladie.

Du côté de la médecine douce, plusieurs remèdes étaient proposés afin de limiter la fréquence des crises. Une approche purement indigène recourait aux procédés assez surprenants. Paradoxalement, ces méthodes puisées dans nos coutumes séduisaient les habitants et les familles touchées par la drépanocytose. À Douala et les régions est du Cameroun, les populations y voyaient un moyen de guérison par la course aux potions et aux Koris ancestraux. Grand-mère se procurait une carapace de tortue calcinée. Elle la mettait dans un potier en argile. La carapace restait blanche. Une précaution pour éviter qu'elle ne se noircît. Mah Leyenne y ajoutait de la poudre mélangé au beurre de karité. Grand-mère me l'appliquait sur mon corps comme on le faisait avec le lait de toilette. Au bout de quelques jours, mes douleurs disparaissaient. Des moyens naturels utilisés faute d'argent pour se payer un traitement drépanocytose onéreux.

Boire de l'eau rouillée pour régénérer la quantité de fer dans l'organisme, figurait dans mes ordonnances médicales. Ma situation géographique d'habiter au Cameroun le justifiait. À quoi bon débourser beaucoup d'argent pour commander des médicaments d'Europe quand il existait des médicaments alternatifs en Afrique ? L'idée d'une indépendance sanitaire pour les pays africains en matière d'un certain type de médicaments pour quelques pathologies particulièrement présentes sur le continent me tentait. Qui étais-je pour porter la doctrine ? Déjà, j'appartenais, moi-même à une famille défavorisée. Traitée par le voisinage comme enfant de malheur, j'étais envoûtée par un vampire qui me buvait tout mon sang dans le corps. Constamment entre quatre hospitalisations, je n'arriverais jamais à haranguer les foules. Diminuée par la maladie, je susciterais plus de l'émoi que tenir un rassemblement public à sensibiliser les gens. J'assistais, médusée, au nouveau déclin sanitaire de mon pays, le Cameroun. J'observais le reste de l'Afrique centrale pleurer l'aide internationale. Les mêmes défaillances en matière d'organisation du système de santé. Inutile de taper à bras raccourcis sur les pouvoirs publics. Puisqu'aux yeux de ces derniers acteurs aux compétences exorbitantes, le progrès pour les peuples arrivait par la prière ou le chant. Les vœux pieux adressés à la communauté internationale. Les pouvoirs publics comptaient tirés bénéfice de l'aide étrangère. En plein XXIème siècle, la mondialisation saturait la modernité. Mais l'Afrique subsaharienne traînait les pas par rapport au progrès. Les pages concernant les progrès de développement réalisés dans l'histoire générale de l'humanité montraient l'Afrique accumuler des retards sur plusieurs secteurs : la médecine, les nouvelles technologies dans l'industrie pharmaceutique, la recherche scientifique. L'innovation et le design ; la prise de risque économique individuel dans le cadre d'un investissement d'intérêt général.

Les peuples auxquels s'identifiaient mes parents avaient déjà perdu leurs dieux. Une réalité qui perdurait depuis plus d'un demi siècle. Il leur restait que le flair pour cueillir quelques plantes médicinales dans nos savanes, nos forêts, nos fleuves, nos rivières. Leur savoir-faire local se bornait à guérir les maladies à l'aide des koris, des potions ancestrales. Les gens de la famille souffrant de plusieurs pathologies y trouvaient leurs remèdes. Encore une fois, la faute à l'histoire ! Une situation lassante puisqu'elle perdurait depuis plus de 60 ans en Afrique subsaharienne. Mon errance médicale m'avait permis d'appréhender qu'au Cameroun comme partout en Afrique centrale, l'hôpital était quelque chose de compliqué à gérer pour les gouvernants.

Conter l'histoire des peuples noirs et l'indépendance de l'Afrique, sans parler du niveau de la recherche scientifique et celui de l'innovation s'apparentait à un leurre. Chanter le changement et un nouveau départ pour l'Afrique après chaque drame historique comme maintenant la pandémie de la Covid-19[2], sans redynamiser le domaine scientifique, les technologiques innovantes en matière de recherche médicale et d'industrie pharmaceutique, la connaissance de l'entreprise expliquait toute la presdigitation[3] des gouvernants souvent confortés dans leur inertie politique. Un endormissement à travers un rêve politique ordinaire. Une situation de régression sociale et économique lassante pour les africains, existante depuis plus d'un demi siècle de gouvernance bancale des États. La condamnation à la pauvreté et au sous-développement chroniques. La fatalité pour les populations démunies, croupissant dans le manque cruel des bénéfices que procureraient les services publics de base. Que dire de l'intelligence collective africaine face au mur blindé dressé par le politique contre les populations des pays ? Avec comme finalité malveillante d'enfermer les populations dans le cycle de la pauvreté et le sous-développement ? Eh bien, la résignation. Sans armes intellectuelles puissantes pour tordre le bras aux gouvernements dans leur gestion scabreuse des États, les élites africaines se servaient seulement des réseaux sociaux et quelques prétoires non conventionnels comme armes. Autant faire ce peu. Utiliser les moyens de défense dont elles disposaient pour apporter une opinion différente la plus rationnelle possible. Par conséquent, l'amélioration progressive de la qualité de vie, longtemps criée par les populations, ne figurait jamais dans l'agenda gouvernemental. Encore moins, dans les engagements d'acteurs politiques de haut niveau. La plupart à l'esprit siamois, les responsables politiques de haut niveau se perdaient en conjectures dans les fausses combats idéologiques. Ils se bornaient à conquérir le pouvoir, puis le conserver. Ils s'employaient sans relâche, à lier l'ennemi politique plutôt qu'à gérer la chose publique au sens noble du terme. Ignorants l'autre attribut du concept politique. À savoir, proposer un rêve social à travers une ambition collective intéressante. Puis, évaluer le niveau de réalisation du projet en vue de conserver le pouvoir. L'ambition collective d'un bien-être général ou la construction d'un avenir désirable commun souvent rangée aux calendes grecques.

Soixante ans de pauvreté chronique, de retard au développement sur la quasi totalité des domaines essentiels de la vie : la santé et l'éducation, l'alimentation et l'urbanisme, le design et le libre-service, l'aménagement territorial. Les réseaux diplomatiques de protections mutuelles et d'échanges d'informations en faveur des acteurs de développement intervenants au plus près des populations. Encore plus, internet et le digital aujourd'hui. Heureusement, les mécanismes de solidarité internationale corrigeaient quelques disparités. Merci quand même à la

[2] Du même auteur : *Amours sous confinement Covid-1.*

[3] *Attrape et farce de monarque Congo*, Prélude, Edilivre, 2018

doctrine moderne du droit international prônant le devoir d'ingérence humanitaire dans les affaires intérieures des États.

Ainsi, mon errance médicale m'enseignait qu'au Cameroun, de même que partout ailleurs en Afrique centrale, l'hôpital était quelque chose de compliqué à faire tourner quotidiennement pour les pouvoirs publics. À constater que nos gouvernants ne tombaient jamais malades.

— Oh que si ! rétorquait Kwessi.

— Pourquoi ?

— Ils voyagent souvent à l'étranger pour se faire soigner.

— Donc, ils préfèrent payer cher pour obtenir des meilleurs soins dans des hôpitaux en Europe.

— En fait, nos dirigeants africains craignent un effet Boomerang ; si d'aventure ils décidaient d'adopter des programmes de transformations profondes de l'hôpital au bénéfice des populations. Les gens vont vite se retourner contre eux. Comment comprendre que les dirigeants mettent autant d'années à faire fonctionner convenablement l'hôpital ? Alors que l'hôpital fait partie des services publics prioritaires .

— Les populations s'apercevraient du cynisme en décryptant leur propagande politique. Car en politique, la propagande est la mauvaise des armes. La propagande n'apporte que des coups d'éclat semblables à une météorite. L'éclat disparaît aussi vite qu'il est apparu.

— J'avoue.

— La raison pour laquelle nos dirigeants préfèrent maintenir longtemps, les populations dans la misère générale. Impuissantes, les populations ne pourront pas se soulever facilement et réclamer des changements nécessaires pour l'amélioration de leur vie quotidienne.

— Et pour cause ?

— Pas d'argent, pas d'action possible. Je dirais même plus, pas d'intérêt pour agir.

— Ah d'accord !

— La stratégie de l'appauvrissement des populations.

En effet, comment émerger avec des idées neuves, lancer des projets innovants pour l'hôpital et les services sociaux en lien avec la protection infantile, la mère, si l'on maquait d'argent pour les mettre en œuvre ? Du coup, le lancement d'éventuels protocoles de santé, d'éducation, d'alimentation pour tous, tombaient vite à l'eau ; faute de moyens financiers. Tout manifeste pour un changement des mentalités indispensables à bâtir un nouveau type de société fondée sur le travail, le partage des richesses et la solidarité restait lettre morte. Le politique fainéant sur son trône, en sortait toujours vainqueur. Tant qu'il savait lier l'ennemi qui s'annonçait comme apôtre envoyé du ciel pour apporter des changements nécessaires au bien-être de la société.

— Tu as tout compris.

— Dans ces conditions, tu seras forcer à rentrer dans les rangs ; suivre le camp majoritaire, épouser l'inertie, le manque d'ambition collective. Bref, baigner dans le club de la corruption.

— Et les membres de leurs familles ne sont ils pas drépanocytaires ? Du moins, pour certains d'entre eux ? interrogeais-je naïvement ma sœur.

— Ils font soigner leurs enfants et leurs proches également en Europe. C'est une honte pour eux de laisser mourir leurs proches dans nos hôpitaux du pays où il manque la moitié du matériel de travail.

Les enfants drépanocytaires appartenant à des familles aisées souffraient autant de la drépanocytose que les gens de classe sociale inférieure. La stigmatisation à leur égard ne faiblissait pas. Les enfants issus des familles riches éprouvaient aussi des limites au regard de leur santé fragile. En revanche, ils récupéraient à travers leur rang social élevé, la facilité de se payer des traitements onéreux. Mieux à même de vivre assez longtemps, les enfants drépanocytaires dans les familles favorisées se faisaient surveiller régulièrement leur taux d'hémoglobine dans le sang. Il leur était pratiqué l'anti-biothérapie. Leur calendrier vaccinal souvent à jour.

— Justement, en Europe, nos dignitaires, leurs familles, leurs proches se font souvent soigner dans les meilleurs hôpitaux.

— C'est une honte pour eux de laisser mourir leurs proches dans nos hôpitaux où il manque la moitié du matériel de travail. Sans observer la dégradation des conditions de travail année après année.

— Nos dirigeants africains n'hésitent pas à affréter des avions médicalisés pour organiser l'évacuation sanitaire vers l'Europe de leurs proches malades.

— Mon Dieu !

— Pas question pour ces gens de louper un rendez vous médical en Europe ! Au risque d'être déclarés indisponibles d'accomplir leurs prestigieuses fonctions au sein de l'appareil d'État pour raison de santé. Ils perdraient, pour le coup, leur standing de vie.

— Rester en bonne santé, c'est essentielle pour nos dirigeants !

— Leur santé à eux et la santé de leurs proches, oui !

— Pas toujours se préoccuper pour la santé du plus grand nombre des populations. Je saisis la conclusion.

— J'avoue qu'atteindre un meilleur niveau de santé pour l'ensemble de la population au Cameroun relève d'un défi vers lequel nos dirigeants n'osent pas s'engager.

— Gouverner n'est pas tâche facile. Gouverner impose à faire des choix.

— Gouverner, c'est prévoir.

— Exact.

— Autant de significations au concept, gouverner.

— Seulement, tous les choix doivent converger vers un avenir désirable commun.

— Force est de noter que bien souvent, nos dirigeants africains n'agissent pas selon le sens de l'histoire, du progrès et du développement intégral des pays.

— Cela revient-il à dire que le diable se sert un peu de nos dirigeants africains pour entretenir les inégalités des niveaux de développement et d'amélioration de la qualité de la vie selon les différentes régions du monde ?

— Sur ce point précis, tu n'as pas tout faux[4] !

Plus de 50 millions des personnes répertoriées dans le monde souffraient de la drépanocytose. Longtemps présentée comme une maladie régionale affectant particulièrement les populations noires de l'Afrique et de l'Outre-mer, de l'Inde et l'Amérique du sud, de l'Orient et du sud Maghreb, la drépanocytose restait mal connue du public. Le manque d'information au sujet de la maladie condamnait les pays africains à la fatalité. Au Cameroun, par exemple, la drépanocytose y était mal vécue. La plupart des populations des régions rurales assimilaient la maladie à une malédiction des sorciers contre une descendance peu respectueuse des coutumes ancestrales.

En République démocratique du Congo, les personnes drépanocytaires avaient honte de parler de leur maladie. Parce que ces personnes souffraient d'une maladie sanguine due à cette mutation génétique de l'hémoglobine à l'origine de la malformation des globules rouges. Souvent négligées, faute des structures sociales financières et hospitalières de prises en charge, les personnes précaires n'arrivaient pas à se payer de simples consultations médicales. Quant à se procurer des médicaments à la pharmacie, le coût d'un traitement drépanocytose s'élevait entre 80 mille et cent mille francs. Vivre avec une maladie de sang était quelque chose de douloureux pour les personnes drépanocytaires à Kinshasa. Plus loin de la capitale congolaise, 1040 enfants enregistrés à l'hôpital Swende Lubumbashi abandonnés à leur triste sort. Docteur Muhau Pfutila, Superviseur du centre hospitalier, lançait un cris d'alarme envers les associations caritatives pour venir au secours des enfants démunis. Leur âge variait entre sept ans et 19 ans. Personne n'osait s'approcher de ces enfants, tant que ceux-ci n'avaient pas de tuteurs pour les aider à payer leurs consultations et leurs soins médicaux. Laissés pour compte, les enfants considérés comme relevant des services psychiatriques. Le reste du voisinage les assimilaient aux enfants envoûtés par le sort ou, de manière plus stigmatisantet, enfants maléfiques.

Sans sécurité sociale pour amoindrir d'éventuelles dépenses de santé des Congolais, le prix d'une consultation médicale drépanocytose chez un médecin en ville ou à l'hôpital s'élevait à dix dollars au Congo-Kinshasa. J'avais la chance d'habiter chez ma grand-mère à Douala. May Leyenne faisait des pieds et des mains pour mes payer mes dépenses de santé.

[4] Du même auteur : *À petit feu*, Acte 3, éditions Le Lys Bleu 2019.

La plupart des professionnels, tout comme le public ordinaire, ignoraient beaucoup de choses au sujet de la drépanocytose. La nécessité d'informer posait un double problème : le dépistage et la prévention.

En Afrique subsaharienne, 40 % de la population était touchée par la drépanocytose. Au Congo-Brazzaville, 28 % des personnes affectées. Principalement les enfants de moins de 12 ans et chez les jeunes de moins de 35 ans. Les traitements onéreux, souvent inabordables ou complètement inadéquats. Et la conséquence se lisait par le nombre de décès : quatre mille personnes décédaient chaque année au Cameroun par le fait de la drépanocytose dont deux mille enfants. Dix mille personnes perdaient la vie en République démocratique du Congo. Le 24 juin, une simple grève du personnel à l'hôpital Mabanga vers un quartier populaire de Kinshasa, avait entraîné logiquement la réduction des offres de soins. La conséquence dramatique, un adolescent de 17 ans décédait, faute d'intervention à temps. Le personnel médical revendiquait les arriérés de salaire.

— Prions seulement que ta guérison arrive.

— Quelle guérison ? Je traîne la drépanocytose depuis que je suis née.

— Pour l'instant, suis ton traitement. Manges ces aliments-là ; si tu veux garder tes forces.

— Oui. Surtout, beaucoup de fer comme ils ont dit.

La quantité de fer dans mon organise demeurait faible. Cependant, la présence à un niveau suffisant du fer dans l'organisme comportait d'effets bénéfiques. Pendant longtemps, on me faisait boire de l'eau rouillée. Ils laissaient un clou rouillé séjourner plusieurs jours dans l'eau. Après, grand-mère récupérait l'eau dans une calebasse. Elle m'en donnait à boire. Le complément de mon remède contre l'anémie.

— C'est pour t'apporter du fer dans le corps ! m'expliquait-on.

Une découverte par empirisme. L'organisme contenait normalement 3,5 grammes à quatre grammes de fer. Je m'en doutais être dans le graphique. À ce propos, j'entendais mes médecins me débiter toutes sortes de fer que contenait l'organisme : fer héminique. Le type de fer dans l'hémoglobine ou la myoglobine, pigment respiratoire du muscle. Les médecins nuançaient leurs propos en usant de l'expression, fer non héminique. Cet aspect de substance souvent stockée sous forme de réserves ou ferritine dans le foie. Lorsque la substance se transportait, on parlait alors de transferrine.

Mes médecins évoquaient le fer des selles. Ils expliquaient que ce fer provenait des cellules muqueuses de l'intestin. Dans les conditions normales, 0,5 milligramme à un milligramme s'absorbait chaque jour. Le reste disparaissait à travers les selles de manière tout à fait naturelle. Mais le fer absorbé s'éliminait peu. Les médecins effrayaient ma sœur lorsqu'ils me demandaient à quelle date j'avais eu mes dernières menstrues. Une situation d'autant plus gênante pour la personne anémique que j'étais. Car les seules déperditions physiologiques importantes se produisaient par les règles chez les femmes entre la puberté et la ménopause. Comme j'approchais mes 50 ans, j'avais des besoins plus élevés que chez les personnes de ma tranche d'âge.

Souvent, les pertes étaient plus fortes si les femmes portaient un stérilet. L'organisme augmentait l'absorption intestinale quand il en manquait du fer. L'organisme n'en éliminait pas suffisamment. Ainsi, le fer jouait un rôle indispensable à beaucoup de fonctions vitales : fonction respiratoire. Constituant de l'hémoglobine, il servait à transporter l'oxygène des poumons vers tous les organes. De ce fait, l'hémoglobine jouait un rôle de transporteur. Autre apport du fer dans le fonctionnement de l'organisme : le fer participait à la formation de la myoglobine. Le fer encore présent à travers le pigment respiratoire du muscle, la forme de réserve de l'oxygène musculaire. Par voie de conséquence, manquer de fer dans l'organisme, entrainait un mauvais fonctionnement du système respiratoire. Les explications à mes crises.

Grand-mère recevait du monde à la maison. Certains praticiens qu'elle fréquentait à cause de mes hospitalisations prenaient de mes nouvelles. D'autres expliquaient beaucoup de choses concernant les remèdes alternatifs. Ces nouveaux produits que chacun découvrait en fonction des bienfaits qu'il avait expérimentés. Notamment, les médicaments d'une nouvelle génération appelés : remèdes alternatifs contre la fréquence des crises drépanocytaires. Les nouveaux produits se répartissaient en deux groupes. Pour le premier groupe, on distinguait les médicaments issus de la pharmacie de la nature. Pour le second groupe, on trouvait les médicaments fabriqués à l'aide de la technologie Bio-Litho ainsi que les dérivés de la Spiruline. Les médecins chercheurs et d'autres professionnels au faîte de l'information du groupe de travail mettaient en avant les remèdes dits alternatifs. Des médicaments fabriqués sous forme de concentrés à base des plantes médicinales recueillies en Afrique subsaharienne, au Mexique, au Vietnam, en Chine. Une ambition au service de la santé. Une aventure médicale extraordinaire, destinée à franchir un cap supplémentaire dans la lutte contre la drépanocytose. Une folie humaine au bénéfice de la science. Une curiosité pour le progrès de l'humanité.

Jusqu'à maintenant, il n'existait pas de traitement efficace pour soigner la drépanocytose. À part la thérapie génique ou la greffe de moëlle osseuse. Savoir que la térapie génétique comportait un inconvénient majeur à terme : perturber le système imminutaire. Quant à la greffe de moëlle osseuse très utilisée en Europe, aux États-Unis, au Canada, le prcécédé était coûteuse dans la plupart des pays en développement. Encore plus, en Afrique subsaharienne. On en vient à dire que le miracle restait à venir. Et la drépanocytose, maladie tropicale, toujours incurable. Aussi bien par la médecine allopathique que par les médecines douces existantes.

En Afrique subsaharienne, zone du monde la plus touchée par la drépanocytose, de plus en plus de médecins proposaient, à leurs patients, certains médicaments à base de la nature pour prévenir les crises : phénotiazines, acétazolamide. La bicarbonate et l'urée par voie buccale étaient abandonnées. Les vasodilatateurs tels, la papvérine, les alcaloïdes hydrogénés de l'ergot de seigle ou les extraits de la petite pervenche auraient un intérêt certain. Seulement, ils n'arrivaient pas à résoudre réellement le problème de base, ni à éviter les effets secondaires. Le cyanure de sodium, relativement efficace, présentait un certain degré de toxicité.

Toutes ces approches pour remédier aux crises drépanocytaires apportaient quelques améliorations à la santé des personnes drépanocytaires. Cependant, la portée de ces améliorations était assez limitée parce que superficielle et temporaire. Des précautions utiles avec l'oxygène et les antibiotiques lors d'infections respiratoires. L'interdiction des voyages en avion non pré-sécurisé ; contrôles sévères de l'oxygénation et de l'hydratation en cas d'intervention chirurgicale. Les crises hématologiques relevaient des transfusions associées à une antibiothérapie à large spectre. Car l'infection déclenchait ou compliquait souvent les crises. L'acide folique, indiqué dans certaines anémies macrocytaires. Par contre, les crises vaso-occlusives étaient difficiles à traiter. Pour les cas bénins, des antalgiques, des sédatifs et parfois des anti-inflammatoires calmaient les douleurs ostéo-articulaires. Quant aux crises les plus sévères, elles impliquaient une réhydratation parentérale. Évidemment, des antibiotiques entraînaient moins d'effets secondaires.

À de nombreuse reprises, je subissais des transfusions répétées. Tantôt, des perfusions à fortes doses. Tantôt, une simple administration de cyanure. Des procédés théoriquement séduisants, somme toute dangereux. Ces opérations intenses lors de mes hospitalisations, freinaient la synthèse de l'hémoglobine d'un certain type, réduisaient la fréquence de mes crises vaso-occlusives. J'évitais l'exclusion fonctionnelle de la rate. Les risques d'une hémochromatose et une hépatite transfusionnelle demeuraient. Parce que la drépanocytose se manifestait parfois comme une bombe à retardement. Des crises surgissaient après une longue période d'accalmie.

Les traitements actuels augmentaient l'espérance de vie chez les personnes drépanocytaires. Mais la victoire s'élevait à un degré moindre.

Autre difficulté pour Douala, Lomé et quelques foyers à forte densité drépanocytose en Afrique subsaharienne, la prise en charge des patients accusait de graves carences. Quelques procédés de prise en charge existants s'avéraient inadaptés. Qu'il s'agît de la drépanocytose ou les maladies chroniques, ou encore les pathologies de longue durée. Les programmes nationaux de santé publique ne présentaient aucune perspective intéressante quant aux préoccupations générales des soins de santé des populations. Et ce, malgré les Recommandations que signait l'Organisation mondiale de la santé. L'instance onusienne pour la santé recommandait aux pays les plus touchés par la pathologie de considérer la drépanocytose comme une préoccupation majeure de santé publique. Malheureusement, les pays de la région Afrique subsaharienne montraient des défaillances dans leurs façons de traiter la question de la drépanocytose. Principalement, l'absence des moyens matériels de base ; le manque de systèmes de dépistage néonatal par exemple.

Maladie génétique la plus répandue dans le monde, la drépanocytose restait méconnue du grand public. La plupart des professionnels ignoraient les complications de la maladie. Dans mon cas, il s'agissait d'une anémie, forme la plus sévère de la drépanocytose. Je présentais les symptômes d'une infection du sang qui provoquait une dégénérescence des globules rouges. Irrégulièrement déformés, les globules rouges bloquaient les vaisseaux sanguins. Ils empêchaient à l'oxygène de circuler dans l'organisme. Une anomalie de sang, lésant les tissus et les organes vitaux.

Sous un angle purement de la recherche, la drépanocytose se décrivait en une sorte de mutation génétique à l'origine d'une anomalie de l'hémoglobine des globules rouges, essentielle à la fonction respiratoire. Ainsi déformés, les globules rouges prenaient la forme de faucilles, au lieu d'être biconcaves.

Quant aux formes symptomatiques de la drépanocytose, elles variaient d'une personne à l'autre. Dans ma situation, l'anémie chronique forme sévère de la drépanocytose. Je m'écroulais sous l'empire des crises vaso-occlusives. Je développais une sensibilité accrue aux infections bactériennes. Le résultat de mon ulcère, ma plaie ouverte sur ma jambe droite en haut de la cuisse. Je souffrais le martyr. Chaque fois que j'y pensais, j'écoutais en écho, l'infirmière de Laquintinie me questionner :

— Dans quelle partie du corps avez-vous mal ?

— Mes articulations.

— Pourriez-vous me décrire vos douleurs ? Dites-moi ce que vous ressentez comme douleurs.

— On me tord les os.

— J'ai l'impression de sentir un marteau piqueur me passer sur le corps.

L'atrocité des douleurs. Surtout, au niveau des articulations. Car, il y avait plus de réceptif de douleurs au niveaux des os. Des douleurs comparables à une fracture ouverte. L'oxygène ne circulait pas convenablement dans le sang. Ainsi, la maladie atteignait les organes vitaux.

Maladie génétique, la drépanocytose n'avait en rien d'une malédiction d'un sort jeté contre une descendance d'individus. La drépanocytose se transmettait à l'enfant par les deux parents porteurs du gène maudit. Je n'avais aucun souvenir de mes parents accablés par la maladie, de la façon dont je souffrais moi-même. Généralement, les parents porteurs n'en souffraient pas. La raison pour laquelle le dépistage des enfants à la naissance s'avérait important. Meilleure prévention.

Mon séjour à l'hôpital Laquintinie nous édifiait à grand-mère et moi, sur les contours de la drépanocytose. Mah Leyenne et moi, devenions soudés. Nous comprenions mieux la difficulté pour le personnel médical à Douala, de poser un diagnostic clair sur la maladie qui me pourrissait la vie durant toutes ces années. Avec le recul, nous décryptions les balbutiements et les doutes de l'infirmière consécutifs aux auditions qu'elle nous faisait subir.

— Lorsque deux parents sont porteurs du gène drépanocytaire, l'enfant à 50 % de chances de l'avoir ; et 25% de chances de développer la maladie.

— C'est ainsi que l'enfant portant 25% du trait drépanocytaire fabrique la maladie. À son tour, il la transmettra une fois adulte. Bien entendu, s'il croise un partenaire appartenant à une certaine catégorie d'homozygotes ou hétérozygotes.

À 52 ans, mon médecin me prescrivait d'autres rendez-vous pour mes contrôles réguliers. L'observation visait à surveiller la baisse du taux d'hémoglobine dans le sang, cerner les risques éventuels des crises respiratoires à advenir. Du calendrier des soins médicaux à l'hygiène alimentaire, j'absorbais, en outre, des concentrés à base de plantes, des comprimés et autres sirops dérivés de la Spiruline. Beaucoup plus, des médicaments fabriqués à l'aide de la technologie Bio-Litho. Mes remèdes alternatifs au traitement antalgique qu'ils m'ordonnaient jusque-là. Après, je revenais voir mon médecin. Ce dernier me soumettait aux nouveaux examens sanguins. Acte basique pour évaluer mon état. Car il fallait surveiller constamment le taux d'hémoglobine dans le sang. À ce niveau, les choses s'amélioraient. Je demandais à mon médecin s'il pouvait m'arrêter ce traitement habituel qui, en tout état de cause, m'assujettissait aux hospitalisations pour les mêmes symptômes. Parce que calmer mes douleurs en cas de crise drépanocytaire, ne me suffisait pas. Du moins, ce que venait de démontrer mon récent examen électrophorèse.

— Vous devez continuer à suivre ce procédé pour calmer vos douleurs, au cas où une crise advient, insistait mon médecin.

— Pour que je continue à visiter votre office, refaire le tour des hôpitaux ?

— Ça, non.

— Continuez à prendre vos médicaments antalgiques et surveiller le niveau d'hémoglobine sont indispensables dans votre cas. Votre santé en dépend, chère madame.

— Dans ce cas, je préfère mes flacons composés de concentrés de Spiruline et nouveaux produits alternatifs. Ces médicaments me font beaucoup de bien.

Je trouvais ces nouveaux remèdes efficaces. Tout ce qui me manquait jusque-là. Plus de 40 ans d'errance médicale sans suite probante. Entre les tâtonnements de Laquintinie clinique de Douala, au Cameroun, l'apparition de mon ulcère à Lomé hôpital, au Togo et le diagnostic formel par l'électrophorèse à Noisiel, en France, j'endurais 40 ans de souffrances physique et psychique. 40 ans de gérisseurs et de soignants. Mais la guérison contre la drépanocytose ne venait pas. Je m'en remettais pour le coup aux remèdes alternatifs. Des produits récemment fabriqués grâce aux expériences menées ces quarante dernières années. J'ose pouvoir ressentir les effets liés à l'amélioration de mon espérance de vie.

TABLE DES MATIÈRES

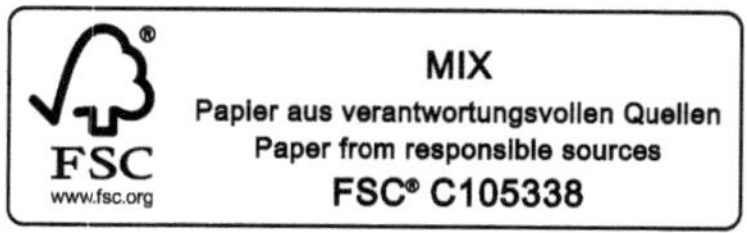

Printed by Books on Demand GmbH, Norderstedt / Germany